AF454716

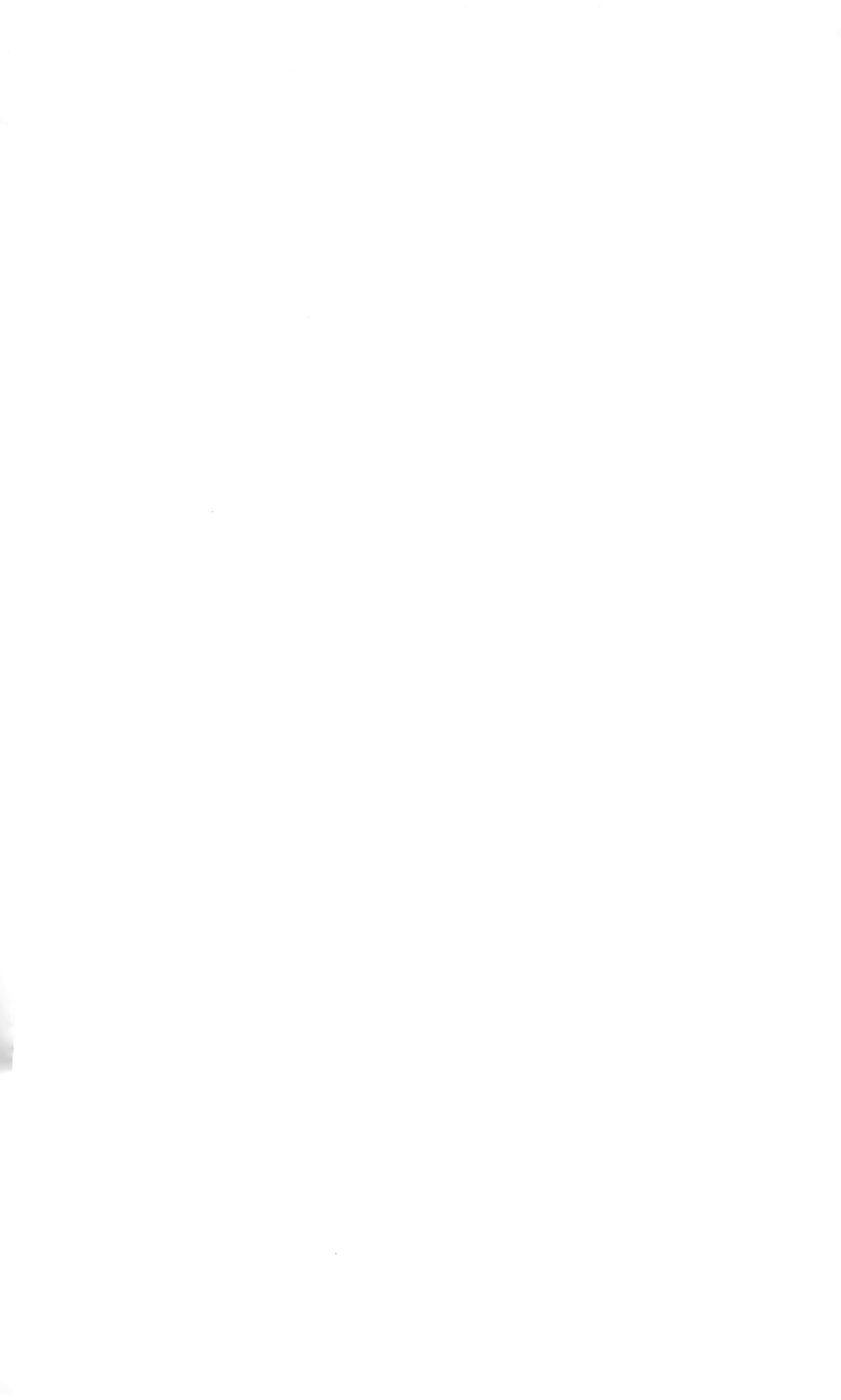

SPADACRENE,

OU

DISSERTATION

PHYSIQUE

SUR LES

EAUX DE SPA,

PAR HENRI DE HEERS,

DOCTEUR EN MEDECINE.

Nouvelle Edition revûe, corrigée
& augmentée de Notes Hiſtoriques
& Critiques,

PAR Mr. W. CHROUET,

DOCTEUR EN MEDECINE.

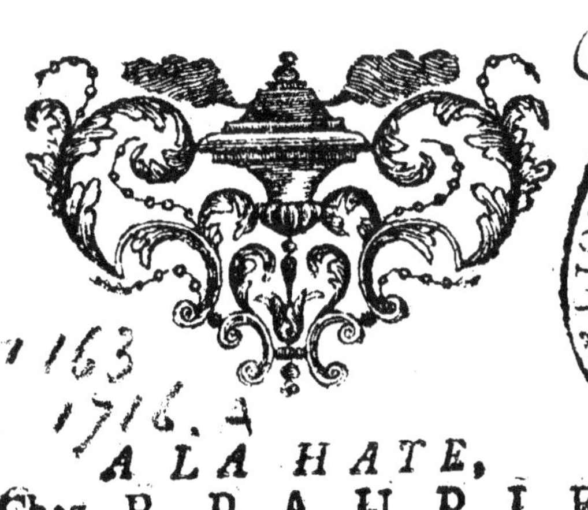

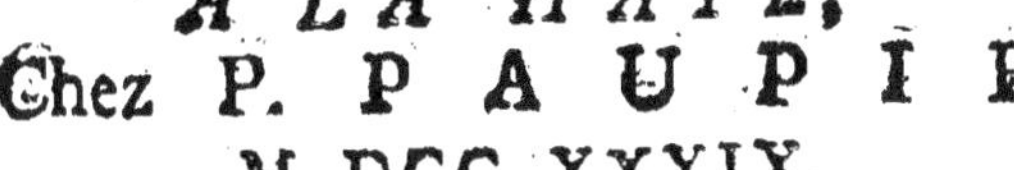

A LA HAYE,

Chez P. PAUPIE,

M. DCC. XXXIX.

PRÉFACE

DE

L'EDITEUR.

IL y a un siécle & au-delà que Mr. HENRI DE HEERS, Docteur en Médecine, vivoit à Liége, & y exerçoit sa profession avec succès. Souvent il se rendoit à Spa, où il étoit appellé par quantité de personnes de con-sidération & de mérite, tant pour

le

PREFACE

le confulter fur leurs maladies, que pour favoir fon fentiment fur le choix qu'elles devoient faire entre les diverfes fontaines qu'on y trouve. Ce Médecin ne donnoit pas tout fon tems à la vifite des malades, il s'en réfervoit une partie pour examiner avec attention la nature des eaux. Les fruits qu'il recueillit de fes recherches, augmenterent fa réputation, & le mirent en état d'obliger la Poftérité en compofant fon *Spadacrene*.

I**L** écrivit d'abord cet Ouvrage en Latin; mais s'appercevant que

que fa Latinité n'étoit pas gou-
tée, & que même elle étoit in-
intelligible à la plûpart de ceux
qui avoient intérêt d'en pénétrer
le fens, il s'avifa de le traduire
en François. Cette traduction
fit plaifir; chacun s'empreffa de
l'avoir, comme un guide fûr
dans l'ufage des eaux. L'Edition Latine fut donc abandon-
née, & la Françoife prévalut,
jufque-là qu'à peine quatre ou
cinq réimpreffions fuffirent à l'u-
tilité & à la curiofité du Public.
Les premières Editions font de
l'Auteur; mais après fa mort

* 3

quel-

PREFACE

quelques Libraires, attentifs au cas qu'on faifoit de ce Livre, entreprirent de le réimprimer, & s'en acquitterent fi mal, qu'il s'y eft glifé quantité de fautes confidérables, qui ont alteré en tout ou en partie les penfées de l'Auteur.

C'EST dans la vûe de rendre fervice au Public, qu'on s'eft déterminé à lui donner une nouvelle Edition de cet Ouvrage. Outre qu'on en a entiérement corrigé le ftile, du moins autant que le fens des expreffions de l'Auteur l'a pu permettre,

tre, on y a ajouté des Remar-
ques de plusieurs Chymistes &
Physiciens sur la nature & les
principes de ces eaux. Enfin,
pour ne rien épargner de nos
soins, & pour rendre cet Ouvrage aussi complet qu'il est possible, nous y avons joint des
Observations de Médecine, faites par l'Auteur même; Observations qui se trouvent à la fin
de sa première Edition Latine,
& qui, faute d'avoir été tradui-
tes, sont peu ou point connues.
Elles paroissent fidèles & inté-
ressantes, elles contiennent un

* 4

dé-

détail de la plûpart des maladies dont on vient chercher la guérison dans les eaux de Spa; tellement que ceux qui les liront, trouveront des exemples qui leur feront plaisir, & les encourageront sans doute à repondre au dessein que l'Auteur s'est proposé en les donnant.

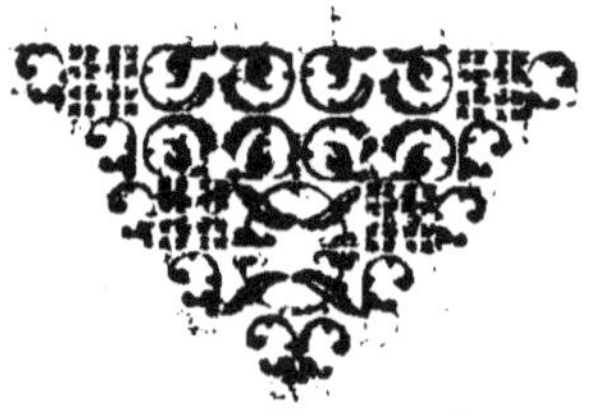

T A-

TABLE

DES CHAPITRES,

PRECEPTES

ET

OBSERVATIONS

Contenus dans cet Ouvrage.

CHA-

TABLE

CHA-

DES CHAPITRES. &c.

CHAPITRE X.

CHAPITRE XI.

CHAPITRE XII.

CHAPITRE XIII.

CHAPITRE XIV.

CHAPITRE DERNIER.

PRE-

TABLE

PRECEPTES

Contenant plusieurs bons avis, soit pour ceux qui veulent venir à Spa, soit pour ceux qui y sont déjà arrivés.

OBSERVATIONS.

OB-

OB-

DIS.

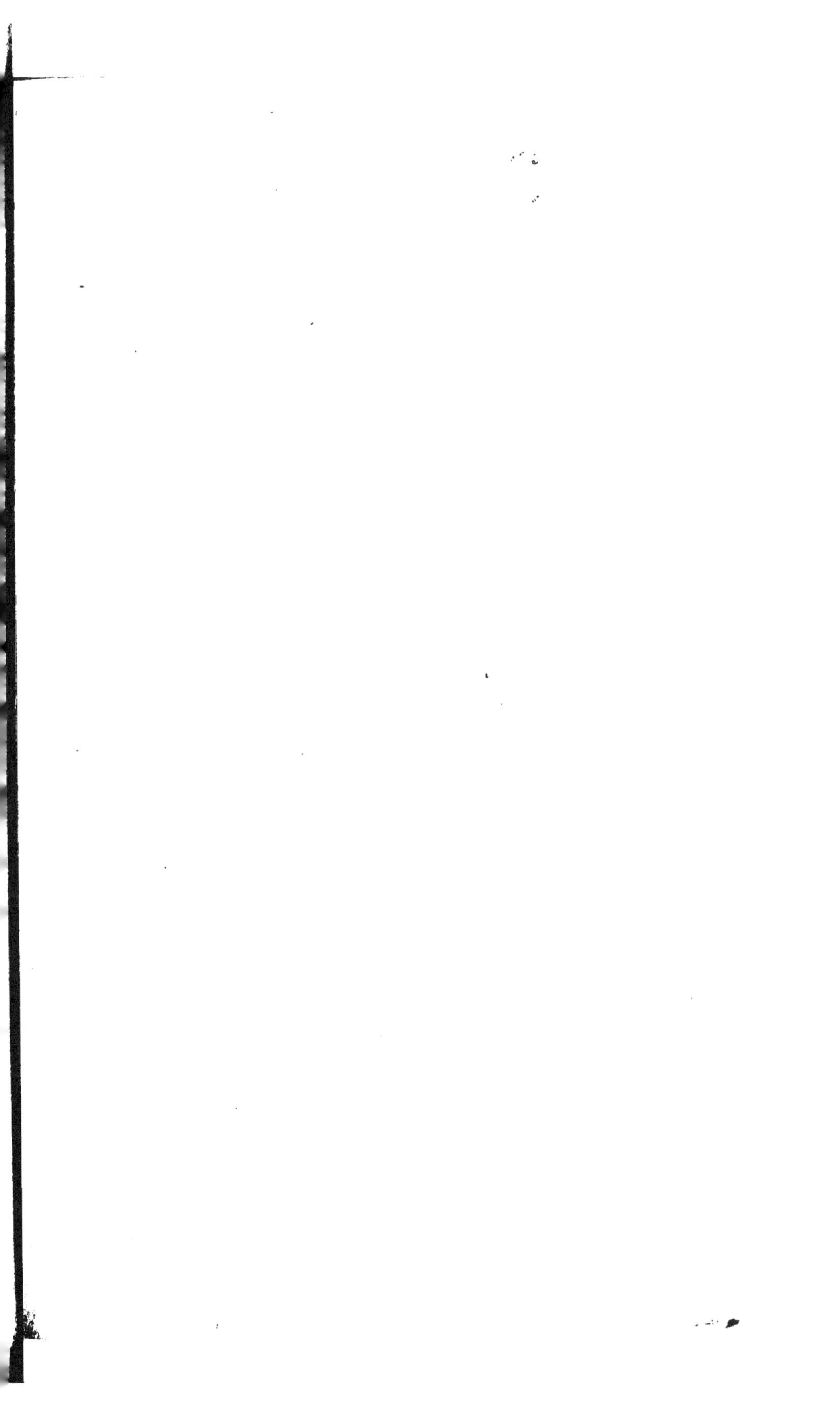

DISSERTATION PHYSIQUE

SUR LES

EAUX DE SPA.

CHAPITRE PREMIER.

De l'Origine des Fontaines en general.

IL y a prefque autant de différence entre les fontaines
acides qu'on trouve en affez
grand nombre dans les Ar-
denes, qu'il y en a entre elles & les
fontaines ordinaires dont la fource eft
douce, & dont les eaux n'ont que des

A   qua-

qualités communes. La couleur, le goût, l'odeur des fontaines acides, la diverfité & la quantité des mineraux qu'elles entrainent, tout cela, dis-je, eft fi différent entre elles, qu'il feroit très utile pour le Public que chacune eût en particulier un Auteur, qui traitât avec foin de fes qualités & de fes attributs, ainfi qu'*Agricola Tabernæmontanus*, *Andernacus*, *Stigius*, & quelques autres Auteurs ont fait de celles d'Allemagne.

Plusieurs fontaines, très utiles à la fanté des hommes, font tombées aujourd'hui dans l'oubli & dans le mépris, faute de quelque Ecrivain qui en ait publié les vertus. *Mercurialis*, dans le troifiéme Chapitre du premier Livre de fon Ouvrage, intitulé *Diverfes Leçons*, a cherché à deviner dans quel lieu avoient pu être les fontaines ferées, *aquæ ferratæ* ou *martiales*, defquelles *Scribonius Largus* & *Marcellus Burdigalenfis* ont parlé amplement. Elles étoient nommées ordinairement *véficaires*, à caufe qu'elles guériffoient les maladies de la veffie. Pline fait auffi mention d'une fontaine *martiale*, qu'il affûre être dans Tongres, lieu de ma naiffance. On ne fait point aujourd'hui fi elle eft cachée, & comme enfévelie fous

les

les ruines de l'ancienne ville, ou si l'on doit la chercher dans le Pouhon de Spa, qui en est éloigné de dix lieuës. Je ne déciderai rien sur cette question.

DANS le siécle où nous sommes, les ignorans, imitant la stupidité de ces premiers hommes que certains Philosophes ont cru produits par la terre & formés dans les chênes, se figurent qu'ils peuvent boire indifféremment de toutes les eaux, pourvû qu'elles viennent des fontaines acides. Cette croiance est digne d'eux : ils mériteroient d'être nourris de gland & abreuvés d'eau bourbeuse, ainsi qu'on assûre que l'étoient les Mortels qu'ils imitent, jusques à ce qu'ils fussent instruits par des gens savans dans la connoissance des fontaines, auxquelles ils doivent avoir recours pour rétablir leur santé.

IL seroit heureux pour certaines personnes, que l'erreur de ceux qui boivent indifféremment de toutes les eaux acides, fût plus connue qu'elle ne l'est; elle entraine après elle bien des inconvéniens. Galien, dans le troisiéme Livre de sa Méthode, se recrie contre certains Médecins empiriques, qui, après avoir accablé leurs malades sous

la

la quantité des remedes, souvent contraires à leurs maladies, aiant perdu l'efpoir de les guérir, les envoioient prendre les eaux, quoiqu'ils en ignoraffent
les qualités & les vertus, fe fouciant
fort peu que les malades mouruffent,
pourvû qu'ils en fuffent débarraffés.

J'ai paffé tous les Etés pendant vingt-
cinq ans quelques femaines à Spa; j'ai été
prefque toujours appellé par des Seigneurs ou des Dames diftingués, pour
leur fervir de Médecin lorfqu'ils pre-
noient les eaux, & j'ai eu fouvent oc-
cafion de vérifier la réalité du reproche
de Galien. J'ai vû avec étonnement
plufieurs malades que des Médecins,
qui n'avoient aucune connoiffance des
eaux acides non feulement par l'ufage,
mais même par la lecture, avoient en-
voiés à Spa. Ils cherchoient à les éloigner & à les faire périr s'il étoit poffible dans un païs étranger, pour que
la mort des gens dont ils avoient eu
foin très long-tems, ne portât point
quelque préjudice à leur réputation.

J'ai connu des malades, à qui leurs
Médecins avoient prefcrit un régime
de vie fi peu convenable, & une manière
de boire les eaux fi peu utile, que les
fimples villageois s'en moquoient. Quel-
ques-

ques - uns de ces malades avoient ordre d'en boire au commencement une once à la fois, enfuite dix, ou tout au plus vingt. Un vieillard, ou quelque bonne femme de Spa eût mieux conduit fes infortunés malades; car la même expérience qui a fait connoître aux habitans de ce bourg la bonté & l'utilité des eaux, leur a enfeigné plufieurs chofes fur le régime qu'il faut garder en les bûvant, qui eft tout à fait inconnue aux Médecins éloignés de ces fontaines acides, & qui n'en connoiffoient que très médiocrement les propriétés. Ceux qui y viennent quelquefois, paroiffent très charmés de s'en inftruire.

Ces inconvéniens dont je viens de faire mention, m'ont fait naître l'idée d'écrire quelque Ouvrage fur les eaux de ma patrie, qui pût être utile aux jeunes Médecins qui ordonnent les eaux de Spa, & aux malades qui les boivent. Je n'avance rien qui ne foit fondé, ou fur l'expérience de vingt-quatre années, ou fur ce que j'ai appris dans des converfations que j'ai eues avec plufieurs grands Médecins de toutes les nations, ou enfin fur la lecture des Auteurs qui m'ont précédé; car je ne fais aucune difficulté

de

de me fervir de leurs lumières, & ne crains point de me parer des plumes d'autrui. Philippe Gherinx mon coufin, & Thomas de Rye mon beaupere, tous deux Docteurs en Médecine, ont écrit avant moi fur le fujet que je traite. Je remonterai cependant un peu plus haut qu'ils ne l'ont fait, dans la recherche de la fource & de l'origine des fontaines en général.

Seneque, Pline & plufieurs autres Naturaliftes ont affûré, que dans la terre on trouve des étangs & des rivières, que la fuperficie cache à nos yeux. L'expérience a démontré la vérité du fentiment de ces Phyficiens; on n'a plus befoin pour s'en affûrer, d'avoir recours à l'expédient dont fe fervit Philippe de Macédoine. Seneque qui cite Sclepiodore pour fon garant, nous apprend que ce Roi acheta plufieurs Efclaves, qu'il fit defcendre dans des cavernes vaftes & profondes: ils les parcoururent plufieurs jours à l'aide des lanternes qu'ils avoient apportées, & ils affûrerent à leur retour qu'ils avoient trouvé des ruiffeaux confidérables & des rivières très profondes. Cela ne doit point nous paroître extraordinaire, car nous favons, & nous voions

voions tous les jours que les ouvriers qui travaillent aux mines, aux carrières, & à déterrer la houïlle & le charbon de pierre, en rencontrent une fi grande abondance, qu'ils ne favent où fe mettre à couvert; & fi malheureufement pour eux, ils font une ouverture qui donne cours à quelque torrent impétueux, ils font noïés dans un inftant,& portent la peine de leur curiofité,ou de leur avarice. On ne doit donc faire aucune difficulté d'ajouter foi à Sclepiodore & autres Ecrivains, qui nous affûrent d'avoir vû fortir tout à coup de la terre des rivières & des fontaines, dont le cours eft devenu ftable. On n'eft pas même en droit d'accufer Platon & les Poëtes d'avoir menti, lorfque ce premier a avancé qu'il y a dans le centre de la terre une mer, & que les derniers y ont placé les fleuves du Stix, du Cochite & le Phlegeton.

On ne fauroit douter, que lòrfque Dieu dans le troifiéme jour de la Création de l'Univers fépara les eaux de la terre, & les plaça dans des endroits fixes & déterminés, il les fit écouler par des iffuës fecretes dans le fein de la terre, afin que par leur fecours la formation des metaux pût fe faire,

Je

Je penfe donc que toutes les fontaines ont tiré leurs fources de ces amas d'eaux fouterraines, même celles dont Dieu orna la terre dès le commencement du Monde, foit pour contribuer à la beauté & à la perfection de fon ouvrage, foit pour fournir aux befoins d'Adam. Je conviens qu'Ariftote, dans fon Livre des Météores, prétend que les fontaines & les rivières proviennent de l'air qui eft enfermé dans les entrailles de la terre, & qui par le froid eft métamorphofé en eau dans ces antres fouterrains. Ariftote n'avoit fans doute aucune connoiffance des quatre fleuves qui fortirent du Paradis Terreftre, & qui n'attendirent pas, pour fe former & pour couler, que l'air fe changeât en eau. Il falloit que *Goropius Becanus* fût dans le délire, lorfqu'il a prétendu que ces quatre fleuves n'étoient que l'Océan, envoiant des rivières aux quatre extrémités du monde.

Il eft cependant vrai que plufieurs fontaines, qui ont été formées dans le tems d'Ariftote & dans le nôtre, ont pris leur origine de la manière dont le prétend ce Philofophe Grec : car, de même que nous voions que les vapeurs qui s'élevent à la moïenne région

de

de l'air fe changent en eau par le froid du lieu où elles font, de même auffi il eft fort naturel de croire que les exhalaifons qui s'élevent du fond de la terre, font également changées en eau par le froid, & percent infenfiblement les endroits qui les contiennent. C'eft ce qui fait que lorfque ces eaux fe forment dans des fouterrains remplis de pierres nettes, dures, élevées, elles produifent des fontaines claires; fi au contraire ils font bourbeux, ils n'en font que de fales, & qui fe reffentent du terrain fous lequel elles ont coulé dans la terre. Au refte, il faut confidérer qu'il en eft de la différence qui fe trouve entre les fontaines chaudes & les froides, ainfi que de celle que nous appercevons dans les pluïes. Il y en a qui font formées par un air vaporeux extrêmement froid; d'autres font faites par des exhalaifons fi chaudes, que la femence des Infectes qui s'y rencontre, a le pouvoir de germer & de parvenir à une entière maturité. C'eft de-là que viennent les petits crapeaux, les grenouilles & autres animaux que nous voions tomber quelquefois avec la pluïe. La caufe des fontaines chaudes ou froides pro-

A 5

vent

vient donc également des exhalaisons, qui se trouvent dans les lieux où elles coulent sous la terre.

On peut repondre aisément à une question, qui n'a pas laissé que d'embarrasser les Anciens. Ils demandoient d'où vient l'on voioit des fontaines qui tarissoient tout à coup & qui ne reparoissoient plus, & que d'autres au contraire sortoient dans un instant de la terre & conservoient leur cours. Les deux principales causes de ces évenemens, sont les révolutions qui arrivent dans la terre par les éboulemens & les digues qui s'y forment naturellement, par les arbres & les plantes qui y croissent. Si une colline s'enfonce, si la terre s'afaisse, il faut nécessairement qu'une fontaine, qui passoit dans un endroit où elle ne peut plus couler, cherche à se faire un nouveau cours; c'est ce qui arrive très souvent après les tremblemens de terre, ainsi que le remarque très à propos Séneque dans le troisiéme Livre de ses Questions naturelles, Chap XI. Théophraste nous apprend qu'après un tremblement considérable, le mont *Corycus* produisit un grand nombre de fontaines. Une autre cause de la naissance & de la perte des fontaines,

nes, c'eſt la deſtruction ou l'accroiſſe-
ment & l'aggrandiſſement d'une forêt;
car lorſqu'on fait un grand abbatis de
bois, l'humeur qui ſervoit de nourriture aux arbres, ſe change en ſource, &
par le contraire, l'eau d'un champ eſt
quelquefois deſſéchée par la quantité
des arbres qui s'en nourriſſent. Au
reſte, ceux qui ſeront curieux d'ap-
prendre à connoître les marques auxquelles on peut trouver les fontaines cachées, doivent lire le III. Chapitre du 31.
Livre de Pline, le 81. Livre de Vitruve, & les Ouvrages de Palladius. &c.

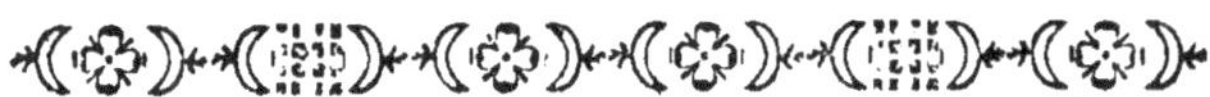

CHAPITRE II.

DE LA DIVERSITE' DES FONTAINES.

LA diverſité & la beauté des opérations de la nature paroît autant
dans les fontaines & dans les rivières,
que dans tous les autres miracles qu'elle offre journellement à nos yeux. Je
ne parlerai que des effets qui peuvent
concerner les eaux de Spa ; car le
nombre des merveilles qu'on apperçoit

en

en général dans ſes fleuves & ſes ſources , eſt infini.

Pline * nous apprend qu'il y a des fontaines , dont la ſource eſt ſi vive qu'elles vomiſſent des pierres en ſortant. Il parle entre autres d'une , appellée *Marſias*, qui étoit en Phrygie dans le bourg de Cœlenes. J'avoüe que j'ai peine à croire ce que dit cet Auteur; je penſe qu'il eſt plus probable que cette fontaine changeoit ſeulement en pierre les choſes qu'on jettoit dans ſa ſource, ou celles qui y tomboient par hazard. Il ſemble que ce ſoit-là l'opinion de Séneque, qui aſſûre dans le troiſiéme Livre de ſes Queſtions naturelles, qu'il y a des fontaines qui ont cette vertu. J'en ai vû une ſemblable à Padoüe, & le docte Jean *Hurnius*, qui l'avoit examinée avant moi, certifie d'avoir touché le téton d'une femme qu'on y avoit jettée après ſa mort, entiérement pétrifié. J'ai encore vû en Allemagne à Swalbach une fontaine, dont les eaux ne cédoient point à celles de Spa, & dans laquelle un œuf, un gant, un mouchoir, ou quelque autre choſe poreuſe ſe changeoit en pier

re

* *Liv. II. Chap.* 103.

re dans vingt-quatre heures. Il y a environ trente-fix ans que j'en ai moimême fait l'expérience : ce qu'il y a de plus extraordinaire, c'eft que les vapeurs qui s'exhalent de cette fontaine, & qui retombent en pluïe fur des bois & des haïes qui entourent des jardins circonvoifins, les changent en pierre par la longueur du tems ; & il n'eft aucun païfan, quelque groffier qu'il foit, qui ne puiffe aifément s'appercevoir, que dans le même tronc il s'y trouve plufieurs parties de bois & plufieurs autres de la nature du caillou le plus dur. On trouve encore une pareille fontaine dans la forêt des Ardenes auprès de Malmedier, dont a fait mention Gilbert Limborch, qui a été le premier qui ait défigné fes fontaines. Léandre parle de plufieurs qui fe trouvent en Italie auprès de Volterano & Forlivi, dans lesquelles les bois, les feuilles & les herbes qu'on jette, fe couvrent d'une efpèce d'écorce pierreufe. *Ortelius*, dans la Defcription d'Irlande, *Saxo Grammaticus* dans celle de Dannemarc, font mention de quelques-unes qui ont les mêmes qualités, & qui fe trouvent dans ces païs. Paracelfe, à qui les Chimiftes donnent

le

le nom de Trimégifte, convient de la vertu des fontaines dont les eaux pétrifient. Il prétend même que toutes les eaux qui contiennent les qualités du fel gemme , ont la puiffance de changer le bois en pierre , & celles qui font vitrioliques, le fer en cuivre.

Pline & Séneque parlent encore d'une autre efpèce de fontaines qui jettent leurs eaux avec beaucoup de violence : on les voit bouillonner comme une liqueur qui bout dans un vafe; cependant leurs eaux ne fe répandent point au-dehors du vafe ordinaire qui les contient, au contraire elles retournent pour ainfi dire vers leur fource qui les rehume. On peut voir cela à la fontaine de Swalbach dont je viens de parler, & à celle qui fe trouve en Allemagne, à laquelle *Agricola* a donné le nom d'*enragée*. *Andernacus* affûre qu'à quatre lieües de-là, en allant vers Æ-gra , il y en a une autre qui fait un bruit fi grand , qu'elle eft appellée la *furieufe*; il en eft de même de la fontaine *Thyana* en Cappadoce.

Il y a quelques années, qu'étant en Allemagne auprès du Prince Ferdinand Electeur de Cologne, j'ai bû de l'eau de deux fources qui font peu éloignées

du

du Tylebron près d'Andernach , & font un bruit très fort. Si l'on m'en demande la raison , je crois que c'est parce qu'elles se ramassent dans une vaste cavité souterraine , & sortent ensuite par une ouverture basse & étroite ; elles frappent ainsi nécessairement les bords de leur bouche & se brisent en partie contre une terre dure. C'est-là, je pense, la seule cause du bruit qu'elles font , & qui ressemble à celui des ondes qui vont se briser contre un rocher.

Il y a des fontaines qui ont un flux & reflux semblable à celui de la mer ; on les voit s'enfler , ensuite s'abaisser & rentrer dans leur état naturel. *Benedictus Jovius Novocomensis* a fait un distique * sur une fontaine nommée *Plinia* , qui est auprès de Côme en Lombardie , & dont le flux & reflux est parfaitement réglé ; elle croît & décroît le même jour & à la même heure. Pline le jeune

* *Inscie , cur fontem docti de nomine Plini*
   Ducis, ab indigenis quæ Pluviana vocor.
C'est-à-dire, Ignorant, pourquoi m'appelle-tu la fontaine de Pline , lorsque c'est les habitans du païs qui m'ont donné le nom de *Pluviane.*

ne a fait une defcription de cette fontaine dans le quatriéme Livre de fes
Epîtres. Il écrit à *Licinius Surra*, &
examine quelles peuvent être les caufes des changemens qu'on y apperçoit;
il les réduit toutes à un regorgement.
Si Séneque eût examiné cette queftion
avec la même fagacité d'efprit que Pline, il ne fe fût pas contenté de dire
qu'on peut ranger dans le nombre des mi-
racles cachés de la nature, les fontaines
qui font fix heures pleines, & fix heures
vuides.

Saxo *Grammaticus*, dans la préface
de fa Defcription du Dannemarc, aiant
fait mention de plufieurs fontaines
qui ont un flux & reflux, examine de
quelle manière fe fait ce regorgement
dont parle Pline. Selon lui, il y a plufieurs ouvertures & crevaffes dans la
terre, qui quelquefois font remplies
d'eau, & quelquefois d'air. Lorfque
l'air cherche à fortir, l'eau pouffée
dans fon cours fort plus rapidement,
& quand l'air s'eft échappé, elle coule avec moins de violence, & femble
en quelque manière être rappellée
vers fa fource. Cela arrive également
à des heures indéterminées, ainfi qu'à
des réglées; de forte que tous les reflux

flux en procédent, soient qu'ils paroissent à des tems fixes, ou incertains.

VITRUVE, qui écrivoit sous Auguste, dit * qu'il y a des fontaines dont les eaux font comme si elles étoient mêlées avec le vin, & qu'en Paphlagonie il y en a une, dont les eaux enyvrent. Pline, Liv. 31. Chap. 3. nous apprend qu'*Eudoxus* & *Theopompus*, Auteurs anciens, avoient décrit les fontaines qui enyvroient. *Sotio* écrit qu'en Arabie il y en a une, dont l'eau mêlée avec une égale quantité de vin, se change entiérement en vin, fort délicat au goût & fort leger. Presque toutes les eaux acides des sources qui font en Allemagne, tempérent le vin, & lorsqu'on les mêle ensemble, quelques-unes le font bouillir & jetter une fumée très agréable au nez & aux yeux. L'ingénieux & tendre Ovide nous apprend sur la fin de ses Métamorphoses, que les eaux de la source *Lincestius* enyvroient autant que le vin. Toutes les fontaines de Spa font le même effet, & sur-tout la Geronster; c'est une chose dont j'ai été témoin plus de mille fois, & je l'ai moi-même
expé-

* Vitruv. lib. 8. cap. 3.

B

expérimentée. Au reste, on ne doit point attendre de cette yvresse les plaisirs qu'Horace promet aux bûveurs; elle ne dure qu'un quart d'heure, & ressemble à celle qu'éprouvent ceux qui fument pour la première fois, ou qui prennent du tabac des Indes.

Il y a dans le Canton de Berne une fontaine qui sort d'un rocher, & qui ne dure que pendant trois mois de l'année; elle commence à se montrer au mois de Juin, & disparoît à la fin d'Août. Ce qu'il y a de plus singulier, c'est qu'elle ne coule que le soir & le matin pendant qu'on abreuve les troupeaux, elle cesse ensuite; & si l'on jette des ordures dans le bassin, elle arrête son cours, jusques à ce qu'on l'ait nettoïé. *Stumpfius* écrit que toute la Suisse est prête à certifier ces merveilles. Les fontaines de Spa coulent sans discontinuer: mais j'ai remarqué qu'elles rejettent toutes les ordures; elles renvoient même le sucre sans le fondre. J'ai remarqué que la fontaine Tylebron auprès d'Andernach fait la même chose. Etant avec l'Electeur de Cologne, j'y jettai une poignée d'anis sucrés; elle en rejetta tous les grains, & n'en conserva pas un seul.

Je

Je ne parlerai pas de plusieurs autres fontaines, de crainte qu'on ne m'accuse de m'être enrichi des dépouilles de Pline, & d'avoir pillé les Ouvrages de cet Auteur. Les personnes qui seront curieuses d'être instruites plus amplement, pourront lire le XIII. Colloque des jours caniculaires de Simon Majolus, Evêque de Vultuaria, qu'on peut regarder à bon droit comme le Pline de notre siécle.

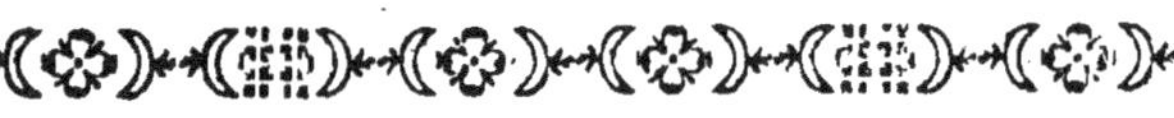

CHAPITRE III.

De la diffe'rence des Fontaines Medicinales.

Quoique les fontaines acides qu'on trouve dans la même contrée ou dans divers païs soient différentes par le sel, le vitriol, le fer, ou le souphre qui se trouvent dans leurs eaux, on leur donne cependant à toutes également le nom d'acides.

Les sources médicinales faisant des routes différentes sous la terre, rencontrent divers mineraux & les entraînent avec elles, ou en reçoivent

les

les vertus & les qualités. Ainsi, tout
de même que les eaux communes font
estimées par leur pureté & leur sim-
plicité, de même aussi les eaux minérales tiennent leur mérite de la quantité & de la diversité des minéraux
qu'elles contiennent.

Les mineraux font des matières fouterraines, *fubterraneæ*, propres à la formation de quelque métal, ou à celle
de l'ochre, & des autres chofes qu'on
tire des mines. Nous connoiffons par
l'expérience que les chofes que nous
voions fur la terre, ne communiquent
aucune de leurs vertus & de leurs qualités à l'eau, qu'après une longue coction : il faut mêler du vin avec quelques-unes, les autres exigent même
l'efprit de cette liqueur, il y en a qui
demandent une grande macération,
d'autres exigent une agitation violente.
Nous devons donc juger que dans la
terre les mêmes opérations doivent
avoir lieu, & que le mélange des mineraux avec les eaux médicinales fe
fait quelquefois par une grande chaleur, & quelquefois par une legère,
les matières minérales fe fondant plus
ou moins aifément felon les dégrés de
la chaleur, la variété de la matière, la
pe-

pesanteur & la viscosité. Il s'enfuit
de-là que les fontaines, soit qu'elles
soient chaudes, soient qu'elles soient
froides, peuvent également dès qu'elles sont acides, contribuer au rétablis-
sement de la santé des malades.

QUELQUES sources médicinales reçoivent leur vertu des terres par lesquelles elles passent, comme de celles
où il se trouve du *bolus*, de la *terra lem-
nia*, de l'ochre, de la craïe & du sa-
fre. Plusieurs tirent aussi leurs qualités
de quelque liqueur ou suc congélé,
comme de l'alun, du souphre, du bitume, du nitre, du vitriol, que Dioscori-
de divise en quatre différentes espèces.
Il nomme la première *Sory*, la seconde *Misi*, la troisième *Chalcitis*, & la
quatrième *Melanteria*. D'autres sources médicinales sont redevables de
leurs vertus à certaines pierres, aux
cristaux, aux marbres. Il y en a qui
les reçoivent par les racines & les
plantes, mais celles-là sont très rares,
parce que les racines ne pénetrent
point assez dans la terre. D'ailleurs,
dans les endroits où l'on trouve des
fontaines médicinales, le terrain est
ordinairement stérile & pierreux, &

B 3

l'on

l'on remarque que dans les terres graf-
fes & fertiles on ne trouve jamais de
ces fources falutaires. On peut fe
convaincre de ce fait, en comparant la
Hesbaye avec l'Ardene. Il a fallu tout
le travail des induftrieux & infatiga-
bles habitans de cette vafte forêt pour
forcer la terre à produire du bled &
des autres fruits ; cependant ils font
toujours bien inférieurs à ceux de la
Hesbaye.

Les fontaines acides tirant leurs
qualités des matières fouterraines qui
en ont plufieurs, & quelquefois d'op-
pofées les unes aux autres, il n'eft pas
furprenant que leurs eaux guériffent
quelquefois des maladies qui femblent
exiger des remèdes très différens. Il
eft donc néceffaire, pour juger faine-
ment de la différence des fontaines, de
connoître la nature de leurs mineraux,
& de découvrir s'ils ont des qualités
contraires. Il eft évident que le fouphre, la chaux, le cuivre, le fel, l'ambre, font des chofes chaudes, qui cependant guériffent plufieurs incommodités, & ont la vertu d'incifer, digérer,
deffécher, diffiper. Si *Andernacus*, en
plaçant le nitre au rang des matières
chau-

chaudes, a prétendu parler du nitre *
des Anciens, il a fort bien fait: mais
je crois qu'il n'a jamais eu aucune connoiſſance de ce nitre; car dès le tems
de Dioſcoride il commençoit à manquer. Matthiole dit pourtant dans ſon
Commentaire ſur Dioſcoride, & dans
ſes Lettres, que *Qualcebcnus* Médecin
Flamand lui en a envoié de Conſtan-
tinople. J'en ai vû moi-même un petit morceau il y a environ vingt-neuf
ans étant à Veniſe, que me montra
Santorius Santorii, aujourd'hui Profeſſeur à Padouë. Ce morceau étoit entre des capres d'Alexandrie qui en
étoient ſalées. Notre nitre eſt tout différent de celui-là; car qui peut ne pas
admettre ſa qualité froide qui ſe mani-
feſte ſi clairement dans nos fuſils &
dans nos canons, où il s'oppoſe dia-
métralement à la chaleur du ſouphre?

Les Chimiſtes font un ſel qu'ils
appellent *Sal prunellæ*, qui n'eſt autre
choſe que du nitre rafiné, ou nettoïé
de ſes ordures par le ſouphre. Ce ſel
eſt ſi froid, qu'il agace les dents, &

ceux

* Hippocrate parle de ce nitre. *Lib. de Locis*,
Aere & Aquis. Dioſcoride en fait mention. *Liv.*
8. *Chap.* 8. Plin. *Liv.* 31. *Chap.* 10. Galen
Liv. 9. *de Simp. Med.*

B 4

ceux qui le compofent, s'en fervent quelquefois affez utilement pour ôter la noirceur de la langue, & pour diminuer l'extrême ardeur des fiévres. J'ai eu à ce fujet une difpute avec un très favant Médecin * qui étoit venu à Spa pour y boire les eaux, il y a environ douze ans. Il foutenoit que notre nitre étoit auffi chaud que le Levantin. Je lui demandai comment il étoit donc poffible qu'il pût effacer la noirceur & ôter les crevaffes ou fentes de la langue, rendre la bouche fi fraîche & fi humide. Il me repondit que cela arrivoit parce que le nitre ouvroit les pores de la langue, & par ce moïen attiroit les humidités cachées. J'avoüe que je ne puis comprendre ce prétendu miracle; car fi l'ardeur de la fiévre a pu noircir & fendre la langue, & fi toute fon humidité n'étoit point auparavant confumée, comment fe peut-il faire qu'une nouvelle chaleur, furchargeant la chaleur fiévreufe, n'augmente pas la noirceur & les fentes de la langue ? D'ailleurs eft-il poffible que la langue, aiant en elle une humidité fi abondante, devienne fi noire, fi féche

* *Richard Andrée*, Anglois de nation.

che & si brulée qu'un malade ne sauroit prononcer un seul mot ? & si l'on y met dessus un morceau de nitre de la grosseur d'un petit pois ou d'une tête d'épeingle, elle revient dans l'instant, & la bouche se remplit d'une si grande quantité d'eau, que la langue y nage pour ainsi dire, & qu'elle ne se séche que long-tems après.

La fontaine de Spa qu'on nomme le Tonnelet, & qui est plus nitreuse que les autres, refroidit tellement la bouche & l'estomac, que bien des personnes s'en trouvent incommodées. Il n'y a guères que les jeunes gens, qui aiant le foie trop chaud & l'estomac très bon, reçoivent quelque bien de cette fontaine, donc les eaux lâchent suffisamment le ventre, & font sortir des excrémens demi-noirs, demi-verts, & de plusieurs autres couleurs. Vitruve Liv. 8. Chap. 3. confirme & autorise mon opinion. *Il y a*, dit-il, *des eaux froides & nitreuses, lesquelles étant bues lâchent le ventre, & par les grandes évacuations qu'elles causent, guérissent les écroüelles.*

Plusieurs Physiciens & Chimistes placent l'or, l'argent, le fer, le plomb dans la classe des choses froi-

B 5

des.

des. Les metaux fervent à aftringer & à arrêter les fluxions. Quant aux qualités du fer, il y a plufieurs difputes fur leur fujet parmi les Auteurs. Ceux qui prétendent qu'elles font froides, s'appuïent de l'autorité d'Ariftote, qui dans le 4. Liv. de fes Météores, Chap. 6. dit que le fer fe coagule par le froid, & qu'il s'en fait une évacuation totale de la chaleur. Or, ils tirent de leur principe une conféquence qui femble en découler naturellement: *Dans un corps*, difent-ils, *d'où la chaleur s'eft évaporée, il ne refte plus que des parties froides.* Galien femble favorifer cette opinion; il prétend dans fon Liv. 9. *Meth.* Chap. 17. que le fer & tous les autres metaux deviennent folides par le froid. Les Auteurs qui veulent que le fer foit froid, citent pour prouver leur fentiment, l'aftriction que ce metal apporte aux flux des femmes & à la diffenterie. Galien, *Lib.* 4. *de Fac. Simp.* veut que tous les aftringens foient froids. D'ailleurs l'expérience nous montre qu'un verre d'eau ferée étanche mieux la foif que fix d'une eau fimple; il faut donc que le fer foit froid, & c'en eft-là une forte preuve.

CEUX

CEUX qui foutiennent une opinion contraire à celle-là, & qui veulent que le fer foit chaud, ont Hippocrate pour eux, qui dans fon Livre *de Aere & Locis* affûre que les fources qui viennent des lieux où il y a du fer, de l'or, du cuivre, nuifent fouvent au corps en l'échauffant trop. *Eginera*, Liv. 1. Chap. 12. parlant des eaux chaudes, place dans leur nombre celles où il y a du fer. *Rafis Lib. ult. cont. dift.* dit que le fer eft chaud & fec au troifième dégré, s'appuïant fur l'autorité de Halyabbas, qui *in quinto theorica cap.* 14. affûre que l'eau ferée defféche & rechauffe la *ratte*, à caufe des parties du fer qui s'y trouvent. Tous les Médecins, fuivant les préceptes de Diofcoride, de Galien, d'*Ætius*, de *Paulus* & des Docteurs Arabes, emploient le fer pour fondre les obftructions de la ratte & du foie ; ce qui n'a lieu que par la chaleur des parties de ce metal qui font aifément une ouverture.

MONTAGNANA, très fameux Médecin, dit que l'eau ferée eft un remède excellent & affûré pour la fuffocation de la matrice, caufée par un flegme vifqueux, ou par un eftomac refroidi. Fallopius, prifant beaucoup les
raifons

raiſons des premiers Auteurs, convient qu'il ne ſauroit y repondre : enfin il dit que pour une partie chaude que le fer contient, il y en a vingt de froides ; ainſi, ſelon lui, le fer refroidit toujours.

Quant à moi, je me range aux ſentimens des derniers Auteurs, vû la foibleſſe des argumens des premiers, auxquels je ne ſais comme Fallopius n'a point ſû repondre ; car les Syſtêmes d'Ariſtote & de Galien ſe détruiſent aſſez deux-mêmes, lorſqu'ils admettent que tous les metaux ſe coagulent par le froid, vû que tout le monde ſait qu'il y a pluſieurs metaux chauds. L'argument qu'ils tirent de l'aſtriction des flux, eſt incertain. Je connois un homme qui s'eſt ſervi un mois entier d'un très parfait *Crocus Martis* pour arrêter une gonorrhée, ſans en tirer aucun profit : en uſant d'autres remèdes, il auroit été bientôt guéri. S'il y a des gens qui ſe ſont bien trouvés dans la diſſenterie de l'uſage du *Crocus*, cela arrivoit, non pas parce que le fer épaiſſit les humeurs, (ce que les choſes froides font), mais à cauſe que par ſa chaleur il emportoit la matière peccante, comme feroit la
Rheu-

Rheubarbe; de forte qu'il arrêtoit fortuitement le flux, foit du ventre, ou de la matrice. En effet, dans les playes même j'ai vû que des poignées entières de *Crocus* n'ont pu étancher le fang; ce qu'un peu de poudre de *Colcotar*, préparé avec de petits champignons, feroit en un moment, comme plufieurs m'en ont vû faire l'expérience fur ceux même qui étoient à l'extrémité.

La diverfité des mineraux eft caufe qu'on appélle les fontaines acides tantôt fouphreufes, tantôt vitrioliques, tantôt alumineufes, tantôt ferées, felon qu'elles tiennent plus de l'un que de l'autre ; c'eft pourquoi il eft bien fouvent difficile de favoir quel mineral tient le premier rang dans une fontaine. Le feu Prince Erneft d'heureufe mémoire, qui étoit fort expert dans l'art de diftiller & très bon Alchymifte, ne fut déterminer fi les eaux d'Emps qu'il fréquentoit, étoient alumineufes ou nitreufes. Les habitans d'Uberlingen font en doute fi leur fontaine contient plus de plomb que de cuivre ; & les Médecins Italiens appellent les eaux de Luca, tantôt ferées, & tantôt alumineufes. La plûpart des

fon-

fontaines médicinales font remplies de plufieurs metaux, comme nous dirons bientôt des nôtres.

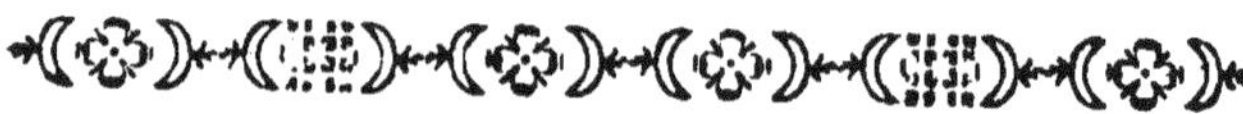

CHAPITRE IV.

DES MINERAUX QUI SE TROUVENT DANS LES FONTAINES ACIDES.

LES Médecins, curieux de favoir quelles fortes de mineraux il y a dans les fontaines médicinales, font évaporer leurs eaux par le Bain-Marie, ou les diftillent. L'exhalation n'eft pas fi affûrée, à caufe des graines de pouffière & des atômes qu'elle reçoit : la diftillation a plus de certitude ; la lie ou *feces* qui reftent toujours après elle, donnent beaucoup plus de connoiffance au Médecin, foit par la couleur, foit par le goût, foit par l'odeur, foit par l'attouchement, ou foit enfin par l'énergie, ou vertu de l'opération.

LA couleur du fel & celle du nitre font blanches ; celle du vitriol eft verte ; celle de l'orpiment eft jaune ; celle

du

du fouphre eft jaune-verdâtre, & celle de l'ochre tire fur le rouge. Le goût du nitre eft falé & amer, celui du vitriol eft acre, mêlé de corrofité.

POUR mieux diftinguer chaque mineral en particulier, on les jette fur une plaque de fer rouge ; l'alun fe fond en blanc comme du lait. La chaux & le marbre ne fe fondent pas, mais ces matières deviennent plus blanches en couleur. Le fouphre fe fond & fe donne à connoître par fon odeur. Le fel eft aifé à découvrir par le bruit qu'il fait, & le nitre coule fans faire aucun bruit. Le plomb & la litharge deviennent rouges.

SI vous faites bouillir du vitriol dans de l'eau commune dans un vafe de fer, & que vous la mettiez enfuite avec de l'autre eau, dans laquelle on ait fait bouillir des noix de galle, auffitôt ces deux eaux deviendront noires. Cela prouve ce que j'ai dit au dernier Chapitre de ce Livre, que les excrémens des *Bobelins* à Spa fe noircissent par le fer, & non par le vitriol.

L'ALUN fe connoît aifément par fon aftriction, & s'il vient à être mêlé avec de l'eau dans laquelle on aura fait bouillir du bois de Brezil, il

redou-

redoublera fa rougeur. Le fer, le cuivre, & les autres metaux font difficiles à connoître, excepté qu'on ne les jette dans du vinaigre très fort, ou dans quelque eau corrofive; car alors les liqueurs étant changées en fel & confumées en partie, la fuperficie doit néceffairement indiquer le metal.

Au refte, rien ne découvre mieux les mineraux d'une fontaine, que la vertu ou énergie de l'opération qu'on y apperçoit. Et comme j'avois omis dans la dernière Edition de ce Livre de décrire en particulier les vertus des mineraux qui font dans les eaux de Spa, je vais le faire ici en abrégé, afin qu'il ne manque rien à la connoiffance & à l'ufage de ces fontaines acides.

COMMENÇONS par le vitriol, duquel ces eaux tirent leur acidité, comme je le prouverai bientôt dans le Chap. 7. Diofcoride Liv. 5. Chap. 64. dit que le vitriol refferre, qu'il échauffe, qu'il tue les vers fi on en prend une dragme; qu'il fait vomir, qu'il fert de contrepoifon à ceux qui ont mangé des champignons; qu'il purge la tête étant détrempé avec de l'eau, & mis au nez avec du cotton. Sans doute Diofcoride entend parler du vitriol crud,

crud , & qui n'a point paſſé par les
mains des Chymiſtes ; car je prouverai dans la ſuite que l'argent-vif crud
ſe peut prendre plus ſûrement par les
plus petits enfans , lorſqu'il a paſſé
ſeulement par du cuir blanc , que le
vif - argent ſublimé & précipité , par
les hommes les plus robuſtes , à qui il
cauſe bien ſouvent des maladies mor-
telles.

Le vitriol qui eſt mal préparé, eſt
appellé par les Chymiſtes *gilla*. Il
donne des vomiſſemens exceſſifs , &
quelquefois la mort. Je ne puis retenir mes larmes, lorſque je me ſou-
viens qu'un de mes intimes amis, qui
étoit bon Chymiſte, habile Mathéma-
ticien , & ſur-tout expert dans la connoiſſance des fontaines acides, mourut
miſérablement à cauſe qu'il avoit pris
de la *gilla*, préparée par lui-même
pour ſe faire vomir. Le jour du Ven-
dredi ſaint je fis l'anatomie de ſon
corps dans la ville de Maeſtricht, où
il étoit Chanoine de St. Servais. Je
trouvai ſon eſtomac en trois endroits
percé, de la largeur d'un écu ; il n'y reſ-
toit qu'une très tendre pellicule chargée
de *gilla*, qui ſans doute auroit été auſſi
conſumée, ſi l'ame eût fait un ſéjour

C   tant

tant foit peu plus long dans le corps: tout le refte de l'eftomac étoit brulé, & de couleur de pourpre. Plufieurs perfonnes ont été témoins de cet évenement, qui ne leur a pas infpiré une médiocre haine pour les remèdes des Chymiftes ; la mort de ce Chanoine eft arrivée dans l'année 1608. au mois d'Avril.

VENONS au vitriol que Mathiole affûre être un excellent remède contre les vers & contre le poifon des champignons. Je m'en fuis fervi heureufement, de même que de l'alun, dans les fiévres contagieufes, ou d'une autre efpèce, l'aiant feulement bien lavé plufieurs fois, en prenant deux ou trois fcrupules, comme marque Diofcoride.

GALIEN dit que le vitriol aftreint beaucoup, & qu'il échauffe. De-là vient que les eaux purement vitrioliques échauffent, defféchent, & conftipent. Celles qui font médiocrement vitrioliques, font auffi bonnes que les alumineufes, mais elles font un effet plus prompt, purgent fort bien la veffie & le ventre, & procurent tous les foulagemens qu'on peut efperer des fontaines acides.

QU'IL

Qu'il y a du bitume & de l'ambre liquide dans les fontaines de Spa, c'est ce que je prouverai dans le 7. Chap. Cela se voit clairement par la couleur d'iris, & ces deux matières s'enflamment plus vîtement & plus clairement que le souphre.

Je n'ai point envie d'expliquer les différentes sortes d'ambre qui se trouvent dans ces sources, & encore moins d'entrer en dispute pour savoir si les houïlles de Liége, que les Anciens appelloient, *terram ampelitidem*, font une espèce d'ambre. Je me contenterai de dire en passant que le bitume amollit, guérit les inflammations & suffocations de la matrice. Sa fumée découvre le mal caduc, guérit les catharres, fait venir les mois aux femmes: il sert contre la toux, contre les morsures des serpens, contre le mal des cuisses & des côtés; il dissout le sang coagulé, bû avec du vinaigre. Il est bon dans les clistères pour la dissenterie; il est utile pour le mal des dents, pour la léthargie, & pour la goute, appliqué avec de la farine d'orge, du nitre & de la cire. Galien, Liv. 10. des Simples, dit qu'il échauffe & dessèche au deuxième dégré. Les Allemans s'en servent fort pour guérir les

C 2

tâches

tâches des yeux. *Tabernæmontanus*
Chap. 4. part. 2. ajoute beaucoup de
chofes que les Curieux pourront voir
dans cet Auteur.

Personne ne doute qu'il n'y ait
du fel dans les fontaines de Spa. Or,
au 5. Liv. de Diofcoride, Chap. 75.
nous voions que le fel aftreint, nettoie, garantit de la pourriture, confu-
me l'ongle & toutes les excrefcences
de la chair. Si l'on met du fel dans les
cliftères, il réfout les laffitudes : fi
on s'en frotte avec de l'huile, il eft
bon aux enflures des hydropiques.
Mis en fachets, & quand on s'en fert
dans les fomentations, il appaife les
douleurs ; fi l'on s'en frotte auprès du
feu jufques à ce qu'on fue, & qu'on
le mêle avec de l'huile & du vinaigre,
il diminue les démangeaifons : il foulage les dartres, les gratelles, & la
rogne menue ; il diminue confidérablement la fquinancie, fi on le joint avec
de l'huile & du miel.

Le fel brulé avec du miel, eft bon
aux amygdales & aux maux de la luet-
te ; & s'il eft brulé avec de la griotte
féche, il fert contre les ulcères à la
bouche, aux gencives *trephamides*,& aux
ulcères corrofives. Le mêlant avec la
femen-

femence de lin, il eſt utile contre les piqûres des ſcorpions ; avec de l'origan, du miel, & de l'hyſſope, contre la morſure des ſerpens ; avec de la poix, ou reſine de cedre, ou du miel, il ſert contre les céraſtes ; avec de la graiſſe de veau, contre les piqûres des mouches gueſpes ; avec les vers qui s'engendrent aux bois, contre les puſtules blanches de la tête, contre les éminences enflées, contre les rides & carnoſités au fondement, appellées *thymi*, & contre toutes les petites tumeurs ; avec des raiſins *paſſeriles*, ou de la graiſſe de pourceau, ou du miel, il réſout les furoncles. Avec de l'origan & du miel, il fait meurir les enflures des génitoires. Il eſt bon contre les morſures des bêtes ; & mêlé avec du miel, il ſert contre les meurtriſſures du viſage.

Le ſel, bû avec du vinaigre mêlé de miel, eſt bon à ceux qui ont mangé de l'opium & des champignons venimeux. On en met avec de la farine & du miel ſur les brulures, il appaiſe l'inflammation & empêche qu'il ne s'éleve des veſſies. On en applique avec du vinaigre ſur les goutes des pieds, & on en emploie pour les douleurs

des

des oreilles ; il arrête auſſi avec du vinaigre les éréſipelles ou *herpes.*

Plusieurs Auteurs modernes ont tiré tous ces remèdes de Dioſcoride, ſans ſe donner la peine de changer les mots & les termes dont s'eſt ſervi cet Ancien; cependant ils ont voulu s'approprier leur larcin.

Fallopius, Chap. 9. *Lib. de Thernis,* dit avec beaucoup de vérité & en peu de mots : *L'eau qui a en ſoi le ſuc du ſel, étant büe, fortifie beaucoup l'eſtomac, vuide l'abondance des flegmes, & n'endommage aucune partie du corps.* Le même Auteur au Chap. 11. dit : *Entre les eaux médicinales qui ſont propres à boire, ſont principalement les nitreuſes & les ſalées; car outre qu'elles échauffent, elles deſſéchent, nettoient, & renforcent en même tems.* Les Anciens les ont auſſi fort eſtimées, car *Antillus* & *Aetius* s'en ſont ſervi dans les maladies intérieures; ils diſent même qu'en les appliquant extérieurement, elles guériſſent les maladies extérieures.

Le ſouphre, ſelon Dioſcoride Liv. 5. Chap. 73. & ſelon la plûpart des Modernes, échauffe, réſout & fait meurir promptement : lorſqu'on le prend dans un œuf, ou avec du parfum, il

eſt

est bon à la toux, soulage ceux qui ont de la difficulté de respirer, & ceux qui crachent de la pourriture ; la fumée du souphre brulé provoque la sortie de l'enfant hors du ventre de la mere. Le souphre mêlé avec de la terebenthine, guérit la gratelle, les dartres, & les ongles raboteux, & lorsqu'il est appliqué avec du vinaigre, il est d'un grand effet contre la ladrerie : il guérit les gratelles, mêlé avec de la resine, il est propre contre les piqûres des scorpions ; s'il est mêlé avec du vinaigre, il ferme & consolide les playes faites par des scorpions marins. Il appaise les démangeaisons de tout le corps quand on s'en frotte avec du nitre ; une cuillerée de sa poudre mise sur le front, ou prise dans un œuf, guérit la jaunisse. Il est bon aux distillations du cerveau, du nez, & aux catharres. Sa poudre mise sur le corps, préserve de suer, & étant appliquée avec de l'eau & avec du nitre, elle sert contre la goute.

La fumée du sel tirée par un tuyau dans l'oreille, guérit l'oüie foible ; son parfum rétablit les léthargiques, restreint le flux de sang, de quelle cause qu'il provienne : si on applique le sel

C 4

mêlé

melé avec du vin & du miel, il guérit les contufions des oreilles, il deſſéche toutes les fluxions froides, il foulage beaucoup la palpitation du cœur, caufée par une humeur groffière, il procure le même foulagement à la cachexie; il conforte la vûe, il eſt utile aux douleurs des jointures, caufées par la verole. il féche l'hydropifie froide, il diſſout les groffes & flegmatiques ventofités, il eſt utile contre la ftérilité des femmes, & remédie à la dureté & à l'enflure de la matrice.

L'Alun qui eſt dans les fontaines, felon l'opinion des mêmes Auteurs, a la vertu d'échauffer, de refferer & de nettoier tout ce qui offufque les prunelles des yeux, il diminue les carnofités des paupières, & toutes les autres excrefcences, il réprime les ulcères pourris, il arrête le flux de fang, il refferre les gencives pleines d'humidité: fi l'on s'en fert avec du miel & du vinaigre, il raffermit les dents qui branlent; il eſt bon avec du miel aux ulcères de la bouche, aux boutons qui s'élevent fur la peau, & aux fluxions des oreilles. En le mélant avec du fuc de la renonce, cuite avec des feuilles de choux ou avec du miel, on l'emploie

contre

contre l'apreté de la peau & contre les démangeaifons , contre les apoftumes qui viennent au bout des ongles, & au - deffous des talons : lorfqu'il eft appliqué avec de l'eau ou du vinaigre avec la même quantité de noix de galle brulées, il eft bon contre les ulcères corrofifs. En le préparant avec de la poix & de la farine d'iris, il nettoie les écailles qui tombent de la tête, & en y mettant de l'eau, il eft bon contre les brulures, & fait mourir les poux. Il fert auffi contre les tumeurs & la puanteur des aiffelles & des aînes.

L'EAU alumineufe corrige les mois des femmes qui coulent fans règle, de même que les fleurs blanches : il arrête le vomiffement, il ôte l'envie de vomir, il aide à l'incontinence d'urine, il maigrit les gens gras, il emporte les douleurs aux os des veroliques; il eft propre aux *varices* ou aux veines dilatées, il guérit les ulcères des parties honteufes, la rogne, & la démangeaifon intolerable, & foulage beaucoup les fcorbutiques.

IL femblera peut-être à quelques Lecteurs que Diofcoride fe contredit au commencement, en difant que l'alun échauffe & aftreint. Quoique tous

les

les Commentateurs d'Ariftòte fur le 2.
Chap. Liv. 2. *de Generatione* , difent
que la raréfaction produit la chaleur,
& que l'aftriction dérive du froid ,
le Philofophe Grec repete fouvent la
même chofe au quatrième Livre des Mé-
teores. Comment fe peut-il donc que
ce grand Médecin attribue à une même
chofe des vertus fi contraires ? Je reponds à cela que l'alun & les eaux
alumineufes ont diverfes qualités , qui
peuvent cependant fe rencontrer dans
un même fujet, parce que les unes font
actives & fortes, & les autres foibles
& lentes. L'alun contient donc des
parties chaudes & fort feches, outre
les froides & aftringentes: c'eft-là la
caufe pourquoi les eaux alumineufes
ont au commencement un goût très
doux, & qui pique un peu la langue,
enfuite les qualités feches & froides
fe font fentir par un goût d'amertu-
me, & fort aftringent. J'ai parlé ailleurs de cela fort amplement.

Le bolus ou *rubrique* qui fe trouve
prefque dans toutes les fontaines acides, defféche & aftreint felon l'opinion commune, il ferme le paffage aux
venins qui pénétreroient au cœur ; auffi
le mêle-t-on ordinairement avec les an-
tidotes

tidotes & avec les contrepoifons , & l'on s'en fert contre la diffenterie. On l'emploie fouvent dans les emplatres qui deffechent & qui reftreignent. Il arrête le flux de ventre, étant pris par la bouche & dans les cliftères : il eft utile pour ceux qui font attaqués de la maladie du foie, dont parle amplement Galien Liv. 5. des Simples. Je m'en fuis heureufement fervi contre les ulcères de la bouche, de même que contre les catharres tombant de la tête fur les poumons, & j'ai vû guérir des gens qui commençoient à être attaqués de l'éthifie.

Le bolus s'emploie fort efficacement contre les fiftules très difficiles à fécher. C'eft un antidote contre tous les poifons & contre les philtres, & même contre la pefte, dont il préferve les uns & guérit les autres. Il fortifie le cœur, le cerveau & toutes les principales parties du corps ; il foulage le mal de tête, les palpitations, l'inflammation des yeux. Il eft propre pour le flux de fang autant qu'aucun autre remède, quand même les arteres couleroient : il arrête les fortes diarrhées ; il guérit les brulures du feu, de l'eau bouillante, ou des metaux fondus,

dus, & ne laiſſe point croître de clo-
chettes.

Le bolus eſt auſſi un remède pour
les playes vieilles & nouvelles, on
l'emploie très efficacement contre les
ſquinancies & dans toutes les autres
inflammations intérieures. On s'en
ſert auſſi pour guérir la rogne la plus
invétérée. *

* Les quatre premiers Chapitres ne contiennent rien qui fourniſſe matière à réflexion.
Quoique le commencement du Chapitre quatrième promette beaucoup pour la découverte
des mineraux & des metaux, que l'Auteur
ſuppoſe entrer dans la compoſition des eaux de
Spa, il ne tient pas cependant ſa parole, ſe con-
tentant de dire qu'on diſtingue le vitriol, l'a-
lun, le ſel d'une certaine manière, ſans ſe mettre en peine de prouver premiérement que ces
metaux exiſtent réellement dans les eaux, ni
de nous faire connoître la manière de les en
ſéparer. Il avance d'ailleurs une choſe qui eſt
un peu paradoxe, en diſant que le fer & le cuivre ſont plus difficiles à ſéparer que tous les
autres élemens, quoiqu'ils ſoient les plus faciles de tous ; par exemple, l'aimant attire d'a-
bord le fer à lui, & chacun ſait que le vinaigre ne tarde pas à ſaiſir le cuivre, & à en
faire du verdet ou verd de gris.

CHAPITRE V.

DES FONTAINES DE SPA.

COLUMELLA, Liv. 1. Chap. 3. dit que personne ne peut vivre long-tems, soit qu'il jouïsse de la santé, soit qu'il soit malade, sans le secours de l'eau. Il croit que les Latins ont appellé l'eau *aqua*, comme qui diroit *a quâ fiunt omnia*. Aristote, dans le Liv. 1. de sa Physique, Chap. 2. nous apprend que Thalès, un des sept Sages de la Grece, soutenoit que l'eau étoit le principe de toutes choses; ce que Seneque *Lib.* 3. *de Quest. natur.* confirme. Empedocles, selon *Laertius*, a soutenu la même opinion, lorsqu'il a enseigné *que de l'eau se faisoit toute chose.* Un certain Hippon dans Aristote, *Lib.* 1. *de Anim. Chap.* 2. soutient que l'ame humaine n'est qu'une eau très subtile & très fluide: il semble qu'il ait entendu la semence ou source de la géneration par le nom d'eau. Hippocrate, déterminant les principes de la vie de tous les êtres, sup-

posé

pofe l'eau & le feu. Pindare, adoptant dans fes vers harmonieux le fyftême de Thalès, regarde l'eau comme la plus ex-cellente de toutes les chofes créées. Quoi qu'il en foit, nous voions que la plû-part des animaux peuvent vivre fans feu, mais nous n'en connoiffons aucun qui le puiffe faire long-tems & com-modément fans eau.

Je ne veux pas difputer ici de la vérité de ces opinions anciennes, mais je foutiens qu'elles peuvent mieux être appliquées aux eaux de Spa & aux four-ces acides, qu'aux autres eaux fimples & communes. On ne trouvera dans aucun lieu des gens plus fains & plus âgés que ceux de Spa. * Or, felon *Palladius*, le jugement que l'on fait de la fanté des habitans d'un païs, eft l'indice le plus affûré qu'on peut avoir

de

---

* Il dit que les habitans de Spa font fort fains, & vivent jufque dans un âge avancé, ne connoiffant prefque point de maladie que celles qu'ils voient aux étrangers : c'eft de quoi les habitans de Spa ne conviennent pas tout-à-fait, aiant vû par de fâcheufes & trif-tes expériences, que la fiévre a été auffi fré-quente à Spa, que dans les villages qui en font éloignés.

de la bonté des eaux. * Les bourgeois de Spa font fujets à très peu de maladies, & ne connoiffent que celles qu'ils voient aux *Bobelins* (c'eft ainfi qu'ils nomment les étrangers.) Quant à eux, ils font parfaitement fains : il faut donc convenir que leurs eaux & celles qui leur reffemblent, & qui font en allemagne, en France & ailleurs, font les meilleures entre toutes les autres.

Quoique les Ardenes foient pleines de fontaines acides, ceux qui en ont parlé avant moi, n'ont cependant écrit que fur deux ; ils ont examiné la *Sauveniere* & le *Pouhon*. Comme les noms de ces deux fontaines font connus, nous ne les changerons point.

On

* L'étimologie du nom de *Pouhon* pourroit bien venir du terme *Pouhir*, qui fignifie dans le patois de Spa *puifer*; mais je doute que celle du nom de *Sauveniere* provienne de la défaite de Sabinus dans l'endroit où cette fontaine fort de terre. Il feroit plus probable que ce nom de *Sauveniere* tire fon origine du nom *Sauerling*, qu'on peut avoir emprunté des Allemans, qui appellent toutes les fontaines acidules *Sauerling*, à caufe de la proximité du païs, & de la fréquentation que les habitans ont toujours eue avec les Allemans.

On dit que la *Sauveniere*, ou *Sabiri-nis*, a pris son nom de *Sabinus*, Tribun des Romains, qui y fut défait par les Liégois.

Le *Pouhon* vient du langage du village, où *Pouhi* signifie puiser : le nom peut aussi dériver des *puits*, qui en Latin se nomment *putei*, & en Flamand *putten*.

La *Sauveniere* est éloignée du village d'une petite heure de chemin, en allant vers l'Orient. Elle sort hors des fentes & des crevasses d'un rocher très dur : le vase qui la reçoit, est fait par la nature, l'art n'y a aucune part ; il ne contient pas beaucoup plus de deux pots.

Le *Pouhon* est au milieu du village, environné d'un beau bassin de marbre, qui contient plus de quatre tonnes. Il suffit pour éteindre la soif de tous ceux qui sont à Spa, même dans les jours caniculaires, quoiqu'on y remplisse chaque jour un nombre infini de bouteilles, pour les envoier non seulement dans les païs circonvoisins de Liége, mais en Angleterre, en Hollande, en France, en Allemagne & en Italie.

LES

L E s eaux de ces deux fontaines font d'une très agréable aigreur, elles ont fait plufieurs miracles, tels que ceux dont parle *Celfus* ; ces effets prefque furnaturels ont attiré la curiofité de plufieurs Médecins & Philofophes, qui font venus à Spa des païs les plus éloignés pour examiner la qualité de ces eaux, & pour découvrir d'où provenoient leurs vertus.

L E s Docteurs Gherinx & de Rye nous apprenent que Philippe de Befançon, Médecin de Paris, les a affiftés à la diftillation de ces eaux, & qu'en les diftillant, ils ont trouvé que la *Sauveniere* contenoit de la terre rouge, dont on tire du fer, de l'ochre, du cuivre, du fouphre, du falpetre, du vitriol. Ces Docteurs ajoutent que dans le *Pouhon* il y avoit du fer, du cuivre, du plomb, du vitriol, du fouphre, de l'alun, du nitre & de la cerufe.

D E Rye remarque, que Philippe de Befançon penfoit ce que Monfieur de la Framboifiere a écrit après plufieurs autres Phyficiens ; c'eft que la fontaine de la *Sauveniere* avoit auffi des particules d'or, mais le même de Rye, croiant que le terroir de Spa

D

n'étoit

n'étoit pas propre à la géneration de l'or, diftilla les eaux une feconde fois lorfque Befançon fut parti. Il trouva que le fouphre avoit occafionné l'erreur du Médecin Parifien, parce qu'en cuifant ou diftillant l'eau, elle laiffoit des tâches qui contrefaifoient l'or.

Je fuis perfuadé que l'opinion 'de Mr. de Rye eft véritable; l'Ardene fe reffent à peine pendant trois mois de la grande chaleur du foleil, de laquelle dépend la production de l'or. D'ailleurs les Ardenois ont percé chez eux jufqu'aux entrailles de la terre, cherchant les mineraux communs dans leurs montagnes, & ils n'ont jamais trouvé un feul grain d'or.

Outre ces deux fontaines décrites par Meffieurs Lemborgh, Gherinx & de Rye, on a commencé depuis 14. ans à en mettre en vogue deux autres ; la *Geronftere*, dont on parloit déjà du tems de de Rye, il y a environ trente ans, & le *Tonnelet*, à qui on a donné ce nom parce qu'il eft contenu dans un vafe de bois, que nous appellons une tonne.

Il y a une grande différence entre

ces

ces deux fontaines. La *Geronstere* est vers le Midi de Spa, entre des buif-fons, dans un lieu d'un accès difficile, & est éloignée du village d'une bonne lieuë. Elle a tous les metaux dont nous avons parlé, mais sur-tout elle contient beaucoup de fer, qu'on peut flairer & gouter; car en la bûvant l'acier prend au nez, & remplit la tête d'une odeur d'acier fondu. Ceux qui ont la tête foible & qui ne peuvent supporter une boiffon vaporeü-fe, s'enyvrent dans l'inftant; cette yvreffe douce & peu incommode dure environ la moitié d'une heure. Cette eau trouble les boyaux: plufieurs perfonnes la boivent, la revomiffent & fe purgent; cependant elles urinent & fuent même beaucoup.

LE *Tonnelet* eft à peu près à moitié chemin du *Pouhon* à la *Sauvenie-re*, tirant à la gauche, & coule dans une belle plaine, mais dans un lieu marécageux, expofé à la pluye & au vent; au lieu que la *Sauveniere* & la *Geronftere* font entourées de grands arbres & de rochers propres pour s'affeoir & pour boire les eaux à l'ombre. Le *Pouhon* eft environné de

mar-

marbre, il eſt entouré de ſiéges de pierre.

Le *Tonnelet* a plus de nitre que les autres; auſſi eſt-il plus froid, & il n'a point des vertus vitrioliques & ſulphureuſes comme les autres ſources: j'en parlerai tantôt plus amplement.

Puisque j'ai fait mention des diſtillations faites par d'autres Médecins, & que cet art eſt l'unique moïen d'avoir une parfaite connoiſſance de ces eaux, il n'eſt pas hors de propos que je diſe ici que j'ai pris la peine, il y a quatorze ans, de diſtiller & d'évaporer l'eau de ces quatre fontaines. J'étois aidé dans mon travail du ſavant & illuſtre Guillaume Paddy, Chevalier & Médecin du Roi de la Grande-Bretagne, & de Richard Androës Médecin Anglois, très expert, & grand Philoſophe. Ce qui ſortit au commencement de la diſtillation, fut une eau douce, ou phlegme deſagréable, aiant le goût & la couleur de l'eau dans laquelle on auroit éteint de la chaux, & au fond de l'alambic on ne trouva autre choſe que de la terre rouge (mere du fer), de l'ochre & du vitriol en petite quantité.

E N

En diftillant la *Geronftere*, il refta au fond de notre alambic des tâches auffi larges qu'un ongle, que chacun croioit être du fouphre ; mais quand nous le jettames fur un fer rouge, il ne s'enflamma, ni ne fe fondit pas ; ce que fit cependant le fouphre, qui demeura après la diftillation des eaux des bains d'Aix-la-Chapelle, car nous en fimes venir une douzaine de bouteilles, & les diftillames, comme celles de Spa. Je dirai au Chap. 7. comment les mineraux ne paroiffent pas dans la diftillation des eaux de Spa, qui cependant s'y trouvent.

Si quelqu'un s'étonne que Gherinx & de Rye, en diftillant la *Sauveniere*, aient trouvé du fouphre, & que je n'en aie point découvert, qu'il life la dernière page des Epîtres chymiques du favant *Libavius*, le chef de tous les diftillateurs modernes. Voici fes propres termes, en parlant des eaux de la fontaine de Bernheim en Allemagne : *Il y en a, qui en les diftillant y ont trouvé du fouphre ; ce qui ne m'eft point arrivé : mais c'eft une chofe ordinaire, qu'en divers tems l'on apperçoit divers mineraux en une même fontaine.* Le fen-

ti-

timent de *Libavius* se peut vérifier
par l'exemple journalier de ceux qui
montrent aux Médecins leur urine,
qui eft à mon avis la chofe du monde
la plus fujette à tromper & à jetter
dans l'erreur. J'ai connu plufieurs perfonnes que je jugeois avoir la gravelle, à caufe de la douleur qu'elles fen-
toient aux reins, & de la façon de
vivre qu'elles fuivoient; cependant on
ne voioit pas dans leur urine un feul
leger grain de fable: mais lorfqu'elles
vouloient me croire, je leur ordonnois
d'uriner cinq ou fix jours de fuite dans
un grand vafe; & quand l'urine y
avoit refté affez long-tems, en la
vuidant par inclination, ou en la faifant évaporer, on trouvoit au fond du
vafe les grains gravelleux & la matière propre à former la pierre. Or, fi
l'urine, qui eft la matière féreufe de
tout le fang qui s'amaffe & fe fépare
dans les reins, n'entraine pas toujours
avec elle les particules dont il y a une
bonne quantité dans fa fource qui eft
dans les reins, pourquoi les fontaines
acides ne jetteront-elles pas quelquefois une eau plus fimple, ou moins
métallique, cachant quelque tems un

&

& même plusieurs de leurs mineraux.
Il est sûr que les fontaines ne suivent
pas une façon certaine & invariable
en sortant de leurs sources : la fortune
& le hazard influent beaucoup sur elles ; car, selon que les mélanges des
mineraux se changent en elles, elles
changent à leur tour en vertus & en
opérations, & font des effets tout-à-
fait divers dans les personnes qui s'en
servent pour remède, ou pour leur
boisson ordinaire. Il faut donc souvent distiller la même eau pour découvrir tous ses mineraux.

CHAPITRE VI.

DE LA DIFFE'RENCE DES QUATRE FONTAINES DE SPA.

LEs gens qui n'ont aucune connoissance de la Physique, ne savent
mettre d'autre différence entre les eaux,
que celle qu'ils apperçoivent en bûvant.

vant. Ils penfent que toutes les fontaines acides, aiant le même gout, ont auffi les mêmes vertus & les mêmes qualités. Ils s'embarraffent peu fi cette acidité leur vient d'un, ou de plufieurs mineraux, & fi elles entrainent avec elles la fubftance de la mine, ou feulement les efprits qui en fortent, ou les vapeurs qui s'y amaffent. Les Philofophes & les Médecins penfent bien autrement; ils conviennent que toutes les fontaines acides font pleines des mêmes efpèces de minéraux, mais ils favent que les unes en ont une plus grande quantité que les autres, & qu'il y a beaucoup de différence entre la proportion de matières fouterraines dont elles tirent leurs vertus, & par lefquelles elles tiennent le premier rang parmi toutes les autres fources, & même parmi celles de leur efpèce. Voions donc laquelle des quatre fontaines emportera le prix fur les autres.

La *Sauveniere* a une eau pleine d'exhalaifons & d'efprits plus fubtils que les autres fources; c'eft pourquoi elle eft plus legère que toutes les autres eaux, & même plus que celles qui font

font diftillées dans les alambics. Elle n'a pas beaucoup de la fubftance des mineraux; elle a feulement leurs vertus: voilà pourquoi elle eft plus pénétrante, & paffe plus vîte par les conduits du corps que les autres. Delà vient auffi qu'on ne la peut pas tranfporter loin de fa fource fans qu'elle perde fes forces; tellement que fi elle vient à être portée dans le village de Spa, dont elle n'eft éloignée que d'un quart de lieuë, elle perd beaucoup de fa legéreté, & s'appefantit. Les efprits qui la rendoient legère, s'envolent, & après leur départ il arrive la même chofe que nous voions dans les corps morts, dont l'ame étant fortie, & les efprits évanoüis, leur pefanteur eft beaucoup plus confidérable que lorfqu'ils étoient animés. J'ai éprouvé que cette opinion commune eft véritable, par des expériences que j'ai faites avec des pigeons, des poulets & d'autres volailles, même avec des cochons & avec quelques poiffons, qui étant étouffés, pefoient deux, trois & quatre dragmes plus que lorfqu'ils vivoient.

La quantité de l'eau de la *Sauveniere* diminue fi fort, qu'une bouteille

étant

étant bouchée de manière qu'il ne s'en perde pas une feule goute, fi on la tranfporte, elle diminuë en très peu de tems, parce qu'une chofe pleine d'efprit tient plus de place, que lorfqu'elle en eft deftituée.

Le Seigneur de la Framboifiere, favant Médecin du Roi Très-Chrétien, dit qu'étant éloigné de Spa de deux jours, il fe fit apporter quarante-huit flacons d'eau du *Pouhon*, & douze de la *Sauveniere*, & que l'eau de cette dernière fontaine n'avoit d'autre goût que celle d'un puit; au lieu que l'eau du *Pouhon* étoit très acide. Le même Auteur ajoute qu'il manquoit un bon verre à toutes les bouteilles de la *Sauveniere*, & que celles du *Pouhon* étoient très pleines. Elles avoient cependant été bouchées également, & garnies de bons bouchons, de poix & de cuir, par la même perfonne & à leurs propres fources.

Ce que je viens de rapporter, a été cru, & écrit par mes prédéceffeurs, & j'ai été moi-même pendant un tems dans cette opinion; mais depuis neuf ans l'expérience m'a fait voir que je me trompois. J'ai vû remplir une grande quantité de bouteilles

à

à la *Sauveniere* pour Monsr. de Bouillon, & l'on a attesté à Sedan qu'elles y étoient arrivées fort bonnes. Messieurs Harlem & de Brye, savans Médecins, ont traité avec moi une Princesse, à qui on apportoit l'eau de la *Sauveniere* dans son lit, aussi bonne & aussi piquante, qu'elle l'est à la source actuellement. Les Liégeois remplissent les bouteilles dont ils se servent en hiver, non seulement au *Pouhon*, mais à la *Sauveniere* & à la *Geronstere*.

LE *Pouhon* peut se transporter dans des lieux très éloignés de Spa. En 1603. sur la fin d'Avril, j'en fis remplir deux cens bouteilles par ordre de Christophle de Harlay Comte de Beaumont, Ambassadeur du Roi Très-Chrétien auprès de la Reine d'Angleterre. Je les transportai avec moi à Kinsington à dix milles au-delà de Londres, où la Cour étoit alors; l'Ambassadeur avoit son logis à Stepné. Après avoir été plus de dix jours en chemin, changé souvent de chariots, deux fois de batteau sur la mer & sur la Tamise, je trouvai ces eaux aussi bonnes qu'à la source même. Je débouchai toutes les bouteilles; j'en goutai un petit
verre,

verre, & il n'y en avoit aucune, qui ne fût auſſi pleine qu'elle l'avoit été à la fontaine de *Pouhon*.

L'EAU de la *Geronſtere* ne doit rien à celle du *Pouhon*, ſoit par la bonté, ſoit par la promptitude de ſes opérations; car ceux qui la boivent, dès qu'ils en ont pris deux ou trois verres, vomiſſent ſouvent une grande quantité de phlegme, déchargent leur eſtomac d'un peſant fardeau qui les avoit travaillé long-tems, & vont ſouvent à la ſelle. Ils rendent beaucoup d'urine; ceux qui ne vomiſſent que legérement, parce qu'ils ſe ſentent un peu forcés à cela, ſuent facilement. L'eau de cette fontaine peut auſſi être tranſportée loin de ſa ſource, ſans perdre ſa force, à cauſe qu'elle eſt plus chargée de la ſubſtance des metaux.

LE *Pouhon* a dans ſes eaux la plûpart de ces mineraux, mais ils ſont mêlés de terre. Les autres fontaines ſont ſur des collines aſſez hautes, celle-ci eſt dans le vallon; ce qui rend ſes eaux moins legères, & plus tardives dans leurs opérations que les autres, comme l'ont ſagement remarqué ceux qui ont écrit avant moi. Cependant cette

peſanpefanteur & cette lenteur n'ont lieu que lorfqu'on prend ces eaux felon la manière ordinaire; car je fais que fi l'on vient à cette fontaine après avoir fait de l'exercice pendant une bonne heure, comme lorfqu'on va aux autres, elle pouffe les urines auffitôt que la *Sauveniere*. C'eft ce que j'ai expérimenté, tant par moi-même, que par ceux à qui j'ai confeillé de fe promener jufqu'à demi-chemin de la *Sauveniere*, ou de la *Geronftere*, & de s'en retourner enfuite au village & d'y boire le *Pouhon*. Lorfqu'on le prend étant à peine forti du lit & à demi-habillé, comme il a une bonne quantité de fel de nitre, il purge plus vîte le corps que la *Sauveniere*, & un peu plus lentement que la *Geronftere*.

L e *Tonnelet* a moins de vitriol & de fouphre, mais plus de nitre ou falpetre, (car entre ces deux matières il n'y a aucune différence) les mineraux y font moins parfaits que ceux des autres fontaines, parce qu'étant dans un lieu marécageux, ils s'alterent facilement par la fange voifine, & étant environné d'un grand tonneau, il eft quelfois endommagé & changé dans un inf-

tant

tant par la pluye, n'aiant rien qui le mette à l'abri des injures de l'air.

Depuis peu de tems, le savant André *Trevisius*, Médecin des Sérénissimes Archiducs de Brabant, a environné le *Tonnelet* d'une petite muraille, & a recommandé à plusieurs personnes d'en boire les eaux. On assûre qu'il se prépare à donner un Ouvrage sur cette fontaine. Lorsqu'il sera imprimé, nous l'examinerons avec tout le respect que mérite ce Savant.

J'ai déjà parlé de la legéreté des eaux de Spa; mais comme on pourroit croire que la différence qui se trouve entre leur pesanteur & celle de l'eau commune, est fort considérable, je dirai ce que l'expérience m'a appris à ce sujet.

J'ai pesé les eaux de la *Sauvenière*, telles qu'elles sont en sortant de la source, avec celles d'un ruisseau qui coule près de cette fontaine, & que j'avois distillées. Je n'ai trouvé d'autre différence entre elles, que d'un grain & demi: j'avois cependant suivi le précepte de Columelle & les avois distillées dans le tems des grandes chaleurs de l'Eté, lorsque les fontaines sont

dans

dans leur plus grande pureté, & ne font point alterées par les pluyes. J'ai fait la même chofe à la fontaine de *Tylebron* près d'Andernach en Allemagne, & avec un pareil fuccès. Il eft vrai que cette manière de pefer les eaux eft douteufe & trompe quelquefois les Phyficiens les plus experts. Il vaut donc mieux fuivre celle que nous ont prefcrite les Docteurs Arabes, qui confeillent de prendre deux piéces de drap, ou de linge, d'un même poid, ou bien deux morceaux de cotton, de les mouiller dans le même inftant, de les retirer de même, & de regarder comme la plus legère, l'eau dont les draps ou cottons mouillés feront le plûtôt féchés; car c'eft un indice affûré de fa legéreté d'être plus promptement évaporée. Au refte, ces morceaux de cotton ou de drap étant mis fur une balance, procurent également un éclairciffement parfait.

JOUBERT, dans le Paradoxe 5. de fa première Décade, prefcrit un autre moïen très affûré de connoître la legéreté des eaux par l'injection d'un bois rond en forme de cylindre. Il eft certain qu'un corps, jetté dans une fource, pénétre plus avant dans une

eau

eau legère, que dans une pefante; ce qui fe voit dans l'eau de la mer, qui foutient de très grands fardeaux. Galien, Liv. 4. des Simples, Ariftote, Jonphus, & Pline difent que le Lac de la Paleftine, nommé *Sodoma*, foutient par l'épaiffeur de fes eaux quelque homme que ce foit, fi on l'y jette après lui avoir lié les pieds & les mains, & qu'il n'y enfoncera pas. Quant à moi, je tiens avec Hippocrate que l'eau la plus legère, & qui paffe le plûtôt par le corps, eft celle qui ne charge pas les hypocondres; cela eft un argument infaillible de fa legéreté, qu'elle reçoit des qualités contraires.

IL y a quelques années qu'il eft venu proche du *Tonnelet* une autre fontaine, nommée le *petit Tonnelet*, qui eft plus piquante que la première, & qui purge mieux les inteftins & la veffie, quoiqu'il n'y ait pas un pied & demi de diftance de l'une à l'autre de ces fontaines. Il eft auffi venu auprès de la *Sauveniere* * une autre fource

---

* L'Auteur dit qu'il y avoit de fon tems une feconde fource à la *Sauveniere* tout proche de la première, fortant du tronc d'un ar-

ce du tronc d'un arbre voisin, plus grande quatre à cinq fois que la première, mais du même goût & de la même vertu. On voit d'ailleurs que le bois & la pierre de l'une & de l'autre sont teints de la même couleur d'ochre & d'autres mineraux, qui donnent la vertu médicinale à ces fontaines. Ainsi si l'on veut m'en croire, ceux qui trouveront la vieille *Sauveniere* vuide; ce qui arrive assez souvent, pourront boire à la source voisine, & ils verront que les eaux ont le même goût & produisent les mêmes effets.

CHAPITRE VII.

D'OU VIENT L'ACIDITE' DES FONTAINES DE SPA.

BEAUCOUP d'Auteurs ont écrit que les fontaines de Spa sont acides, & de tous ceux qui en ont bû les eaux, je n'ai vû personne qui n'en soit convenu, excepté un Chymiste de Bru-

arbre; ce qui ne paroît plus aujourd'hui; mais cette perte a été réparée par une autre fontaine assez voisine sortant de terre, meilleure que la première, appellée la *Groesbeck*.

E

Bruxelles , nommé Jean van Helmont*, à qui j'ai fi bien repondu dans un

---

* Il eft furprenant que notre Auteur ait écrit, comme il le dit ici, contre Jean-Baptifte van Helmont, qu'il accufe de nier l'acide dans les eaux de Spa, fans qu'on trouve dans fes Ouvrages aucun veftige de cela. On trouve feulement entre les premières Editions du *Spadacrene* de 1622 quelques Brochures remplies d'invectives l'un contre l'autre, & qui ne méritent pas qu'on y faffe attention. D'ailleurs, dans Helmont nous ne lifons pas qu'il ait écrit contre de Heers, foit en l'attaquant, foit en fe défendant. Bien loin de-là, on trouve au commencement de fon Traité de *Lithiafi*, qu'il fuppofe l'acide dans les eaux de Spa, & qu'il le confidére comme le premier *Agent* dans la mixtion des différens élemens des eaux minerales de Spa. Il fuppofe même que cet acide eft fi puiffant, que dans le fein de la terre il ronge & diffout la mine de fer, & que s'uniffant avec elle, il donne là vertu & la force à ces eaux; de plus par cette union il forme cette efpèce de croute rouge qu'on trouve dans les bouteilles, où l'eau a refté quelque tems. Cette explication, toute pompeufe qu'elle paroit, après avoir été fuivie par un grand nombre de Médecins, & regardée comme une vérité durant plufieurs années, fe voit aujourd'hui démentie par l'expérience. Que l'on prenne de la plus excellente mine de fer, qu'on la pulverife finement, & qu'on verfe deffus du plus fort efprit de nitre, ou même de l'huile de vitriol la plus corrofive & la plus pénétrante qu'on puiffe avoir,

ces

un Ouvrage écrit à ce fujet, qu'il a quitté fa folle opinion ; mais jufqu'à pré-

ces grands diffolvans n'y feront aucune impreffion, n'y cauferont aucune ébullition, ni même aucun dégré de chaleur. D'où vient donc ce goût & cette odeur de vitriol de Mars dans les eaux de Spa, fi la mine n'a pas été diffoute ou corrodée par l'acide ? Le fer pur cependant fe diffout en fort peu de tems & avec chaleur par ces mêmes acides ; ce qui devroit auffi arriver à la mine, qui contient les deux tiers de fon poid de véritable fer. Mais ce qui doit encore furprendre davantage, eft qu'en évaporant l'eau de Spa, ce vitriol de Mars, qui devroit réfulter de l'incorporation de l'acide avec la mine de fer, ne fe retrouve pas ; chofe qui ne devroit pas manquer, puifque le fel de Mars qu'on vend chez les Apoticaires, étant fondu dans l'eau commune, fe retrouve toujours après l'évaporation de l'eau en même quantité & pefanteur qu'on l'y avoit fondu. Voilà, ce me femble, Helmont affez juftifié à l'égard de H. de Heers, qui l'avoit accufé d'avoir nié qu'il fe trouvât de l'acide dans les eaux de Spa. Nous dirons feulement ici que les preuves que de Heers allegue pour perfuader l'exiftence de l'acide dans les eaux de Spa, ne font pas meilleures, & nous paroiffent peu appliquables au fujet dont il s'agit ici ; nous les abandonnons donc à ceux qui voudront s'en contenter, renvoiant les Curieux à la belle Théfe que le Doƈteur Preffeux a foutenue à la face de tous les Profeffeurs de la Faculté de Médecine de Leyde, en 1736.

par

préſent je n'ai connu perſonne qui donnât raiſon ſur l'acidité des ſources de Spa. Ainſi je tacherai de développer briévement cette queſtion difficile, pour ne pas ennuier mes Lecteurs.

La plûpart des Médecins & des Philoſophes anciens diſent, que les choſes deviennent acides par deux raiſons. La première, c'eſt quand elles ſe pourriſſent, comme on le voit dans le vin lorſqu'il ſe change en vinaigre. Galien, au Livre des Facultés des Simples, dit que cela ſe fait par putréfaction. La ſeconde raiſon, c'eſt lorſque faute de chaleur elles ne viennent pas en maturité, comme on le rémarque dans les fruits aigres & les verjus, qui ſeroient doux s'ils euſſent meuri.

Ni l'une ni l'autre de ces deux raiſons ne rendent acides les fontaines de Spa, puiſqu'aiant coulé tant d'années toujours avec la même acidité, elles demeurent claires, argentines, éloignées de toute pourriture & ſans altération ; ce qui ne ſe voit pas dans les cho-

par laquelle il prouve clairement & démonſtrativement l'exiſtence de l'acide dans les eaux de Spa,

chofes qui pourriffent. Voici un fait très
remarquable. Quand les eaux de Spa
viennent à pourrir dans une cave, parce que les bouteilles font mal bouchées
& qu'elles reçoivent de l'air, elles perdent toute leur acidité, deviennent
douces, & acquiérent le goût de l'eau
commune, au lieu que le vin & la bie-
re tournent en aigreur.

La crudité ou la faute de chaleur
n'eft pas auffi la caufe de l'acidité
des eaux de Spa; car comment pouvons-
nous nous imaginer un défaut de chaleur dans une chofe que tout le monde confeffe être actuellement froide,
& qui ne s'échauffe qu'à force de la
chaleur extérieure du foleil ou du feu?

Il faut donc ajouter une troifième
caufe à ces deux premières, favoir,
la mixtion ou mêlange de quelque
matière acide; c'eft ce qu'Ariftote n'a
pas établi précifément, quoiqu'il le
donne affez à entendre lorfqu'il dit que
l'eau devient acide par accident. Ce qui
change la nature de l'eau, ne lui fur-
vient-il pas par accident, toute eau
de fa nature devant être fans aucun
goût ni chaleur, aiant été créée de Dieu
froide & humide? Vitruve parle de
cela un peu plus clairement. Selon lui, *il*

se fait en terre des amas de sucs acides, *qui venant à se mêler avec les eaux de quelque fontaine, les rendent acides.* Mais il ne donne aucun nom à ce suc, il n'enseigne pas même de quelle manière il fait son opération. Gabriel *Fallopius*, qui de tous les Auteurs est celui qui a le mieux écrit de la nature des bains, & de qui tous ceux qui ont travaillé après lui, ont emprunté la plus grande partie de leurs Ouvrages, parle très peu, ou presque point des fontaines. Cependant il dit en passant, *qu'il y a des fontaines nommées Stpalia* (je crois qu'il entend celles de Spa,) *qui sont fort acides,* à cause qu'elles sont *pleines en partie d'un vitriol à demi cuit, & qu'elles ont du suc d'alun un peu brulé.*

S'il m'est permis de parler après tant de savans Auteurs, je crois que toutes les eaux acides le font par le mélange du vitriol ou de son suc; le fer, le souphre, & quelquefois l'antimoine ou l'argent-vif y apportent aussi quelque goût. J'ai souvent éprouvé que quelques goutes d'une huile, tirée d'une égale quantité d'antimoine & de sublimé, (les Chymistes la nomment *Butirum antimonii,* beurre d'anti-

moi-

moine,) rendent l'eau auffi acide que l'huile de vitriol. Mon opinion eft appuïée fur deux raifons très vrai-femblables & très fortes. L'une, c'eft que dans tous les endroits où il y a des fontaines acides, il y a auffi, ou dans les environs, des mines de vitriol. L'autre, c'eft que le vitriol eft très acide; ce que favent bien tous les Alchymiftes, qui avec un morceau de vitriol, ou quelques goutes de fon huile qui eft très aigre, tirent dans un inftant la teinture des rofes, dont la douce aigreur combat & furmonte les fiévres ardentes, & même la pefte.

Je crois que tout homme qui penfera jufte, fera de mon fentiment. Il eft vrai qu'il y a une difficulté à comprendre; c'eft la manière dont fe fait la mixtion du vitriol avec l'eau. Cela peut fe faire, felon moi, de trois façons différentes. La première, quand la fource de l'eau dans fon origine paffe fur la fubftance des metaux & des mines, & en entraine des morceaux ou des excrémens avec elle. La plûpart des Ecrivains foutiennent que cette manière eft très ordinaire. Ariftote, au Liv. *de Senfu & Senfibili*, dit *que les eaux deviennent telles que l'eft la nature*

E 4　　　　　*des*

des choses sur lesquelles elles passent. Ga-
lien, au Liv. 1. *de Simp. Med. Fac.*
dit aussi que *si l'eau pure passe par des*
endroits, où il y a du souphre ou de l'am-
bre, & qu'elle en emporte des morceaux
avec elle, elle prendra les qualités des mine-
raux. Il n'y a que *Tabernæmontanus*
qui tient le contraire, par une raison
qui me paroît frivole. *Si cela étoit*
vrai, dit-il, *il se trouveroit des rivières*
entières médicinales, sur-tout celles qui
ont de l'or, seroient cordiales, comme le
Rhin en Allemagne, l'Elbe en Saxe, le
Tage en Espagne, & plusieurs autres
fleuves, qui ne touchent pas seulement les
mines d'or; mais qui entrainent plusieurs
petits lingots en si grande quantité, qu'on
en fait de la monnoie. Plusieurs personnes, qui ne font d'autre metier que de
s'amuser à la pêche de cet or, trouvent
par-là de quoi se nourrir avec leurs fa-
milles. Le même Auteur ajoute, que
tant s'en faut que des piéces d'or ou d'argent jettées dans de l'eau, lui communiquent quelque vertu, qu'au contraire elle
se pourrit plûtôt qu'une autre.

JE reponds à ces objections, que
par le terme de *mine* nous n'entendons
pas un metal parfait, achevé & si so-
lide, qu'un feu ordinaire n'y puisse

mor-

mordre ; mais une *mine crue*, qui a commencé à se former, qui par la longueur du tems, si l'eau ne l'emportoit, produiroit des metaux parfaits & tout-à-fait solides. D'ailleurs, quand même les grandes rivières, dont parle *Tabernæmontanus*, entraineroient cette mine nouvelle & commencée, la grande & excessive quantité de leurs eaux étoufferoit la force des metaux qui ne se perdent pas dans une petite fontaine. Car nous savons très bien que l'or ou l'argent qui ont été sept fois rafinés par le feu, si on les jette dans l'eau, soit qu'ils soient échauffés par le feu ou autrement, ne lui communiquent aucune de leurs vertus.

L'AUTRE manière dont se fait la mixtion du vitriol avec l'eau, est quand une vapeur vitriolique sublimée de quelque mine vient à se mêler avec l'eau qui coule dans le même endroit. Cela est conforme à la doctrine d'Aristete, au Chap. 4. de ses Météores, où il dit *que les vapeurs retiennent le goût des choses dont elles font élevées, & par la même raison les eaux engendrées de ces vapeurs, retiennent les qualités douces ou aigres des mineraux dont elles procédent.*

LA troisième manière, c'est quand

des

des vapeurs élevées dans les airs se tournent en eaux acides, & se mêlant en tombant avec une fontaine voisine, la rendent entiérement acide & lui donnent un goût, agréable à ceux qui y sont tant soit peu accoutumés. Une pareille eau est la meilleure de toutes celles qui sont acides, elle est claire, argentine, nette, & ne différe en rien de celle d'une fontaine ordinaire, que par l'acidité ou l'aigreur.

Quelqu'un ne demandera laquelle de ces trois causes dont je viens de parler, rend les fontaines de Spa acides? Le plus leger Physicien résoudra facilement cette question, pour peu qu'il ait examiné les eaux de ces fontaines. La *Sauveniere* est fort transparente, argentine, & sans aucune boüe. Elle a subsisté pendant plusieurs siécles sans se gâter ou se corrompre, du moins c'est le témoignage des personnes les plus âgées de Spa, qui disent avoir appris cette particularité de leurs aïeux. Elle n'entraine point avec elle de particules des mines de vitriol: si cela étoit, elle seroit d'une substance plus épaisse, & l'odeur des matières de la mine prendroit au nez des bûveurs. Sa substance au contraire est très claire, re, d'un goût si agréable, d'une odeur si bonne, qu'il faut qu'elle soit devenue acide par l'une, ou plûtôt par toutes les deux dernières caufes.

ON peut dire la même chofe du *Pouhon* & du *Tonnelet*; mais la *Geronstere*, qui porte l'odeur du fouphre, ou plûtôt de l'acier fondu, au nez de tous ceux qui en boivent, a certainement auffi des parties des mines de fouphre; j'entends de ces parties qui ne font point entiérement coagulées. Je fouhaiterois que quelque habile mineur nous donnât des éclairciffemens fur cet article, pourvû que fon travail & fes recherches ne nuiffiffent point à la fontaine, & n'en altéraffent point la fource.

QUELQUES perfonnes, fe laiffant féduire par des argumens frivoles, & imitant Mr. Gilbert, ne veulent pas qu'il y ait du vitriol dans ces fontaines: s'il y en avoit, difent-ils, leurs eaux feroient chaudes & bruleroient la langue; or tous ceux qui en boivent, non feulement ne la fentent pas piquée ou brulée; mais au contraire ils font foulagés de leur chaleur & de leur foif. A un argument auffi foible, la réponfe eft facile: car, comme nous

difons

difons qu'il y a des particules de vitriol dans ces fontaines, nous difons
auffi que le mélange des autres mineraux, outre la quantité d'eau, domp-
tent la force de ces particules; enfor-
te qu'elle eft en partie abforbée, &
qu'elle ne produit point les mêmes effets qu'elle feroit, fi fa puiffance n'é-
toit diminuée par la froidure de la terre rouge, du cuivre & d'autres mineraux.

Imaginons-nous que la mine du
vitriol, ou du fouphre, foit chaude
au troifième dégré & même davantage, dirons-nous que les eaux imbues
de leurs vapeurs ou fubftances, ont la
même vertu ou le même dégré de chaleur? Il s'en faut bien que cela foit;
car nous voions plufieurs fources fou-
phrées qui font froides, d'autres qui
font tiédes, ou d'autres enfin qui font
fi bouillantes, qu'elles fuffifent pour
cuire des œufs & plumer des volailles, felon la quantité des mineraux qui
font mêlés avec les eaux.

Pour prouver que dans les fontaines de Spa il y a du vitriol, & que
c'eft lui qui eft la feule & principale
caufe de leur acidité, il ne faut que
diffoudre quelque morceau de vitriol
dans

dans un verre d'eau, dans lequel fi l'on jette quelques goutes de fon huile, on rendra l'eau commune auffi acide que celle de Spa, & elle fera prefque les mêmes effets. Auffi ceux, qui font évaporer cette eau de la manière dont les Alchymiftes fe fervent pour tirer leurs fels des végetaux ou des fimples, ou mêlés dans quelque compofition, lorfqu'ils en ont tiré la vertu, ou par diftillation, ou par infufion, ou par décoction, trouveront du vitriol, comme ont trouvé Gherinx, de Rye, de Befançon, & moi-même avec plufieurs autres.

A Franchimont dans le voifinage de Spa, on tire journellement une grande quantité de vitriol & de foUphre : on feroit la même chofe à Spa même, fi on ne craignoit de gâter les fontaines.

Les quatre fources ont cela de commun, que fi l'on garde leurs eaux dans un vafe de terre, elles font d'abord argentines & auffi claires qu'il fe peut, mais quelques heures après elles ont une toile graffe, pareille à celle d'une araignée, qui nage fur elles, & femblable à celle qu'on voit fur l'urine de ceux qui ont une colique gravelcufe.

leufe. Prefque tous les Médecins, quoiqu'aucun d'eux ne l'ait écrit, ont cru que cette toile étoit de fouphre; mais je penfe qu'elle eft d'ambre jaune, liquide, & qui n'eft pas encore congelé : car fi on l'allume, elle donne une flamme plus claire que le fouphre; & fi on la·goute, on y trouve le goût de l'ambre jaune.

Ces quatre fontaines ont cela de commun, que les cavités, pierres, canaux, ou autres endroits par lefquels elles paffent, font teints d'une couleur rougeâtre ou jaunâtre; ce qui vient de l'ochre, ou de·la mere du fer. Elles ont pareillement la vertu de tuer les grenouilles, les écreviffes, les petits poiffons; car je n'ai pas encore fait cette épreuve avec de plus grands que des goujons & de petites truites. Il faut que ces poiffons demeurent long-tems dans ces eaux : fi on les en retire bientôt, ils ne font qu'affoupis, & lorfqu'on les met dans l'eau douce, ils recouvrent la vie, ainfi que les chiens jettés dans les grottes de *Pouzol*, qui paroiffent morts par les vapeurs qui les furprenent, & qui reprenent haleine & la vie par le rafraîchiffement du lac voifin.

CHA-

CHAPITRE VIII.

DE LA QUALITE' DES FONTAINES DE SPA.

LEs Médecins & les Philosophes, voulant s'inftruire des qualités des eaux de Spa & des mineraux qui entrent dans leurs compofitions, les examinent premiérement par le fecours des fens extérieurs, autant qu'il leur eft poffible ; ils remarquent enfuite leurs effets, & par ces moïens ils en acquiérent une connoiffance parfaite.

LE jugement des fens eft très affûré quand il eft fecondé de la raifon ; mais les Médecins emploient plus volontiers les expériences : de-là vient qu'ils enfeignent dans leurs écoles, que *chaque fubftance a des qualités premières, fecondes & troifièmes, felon la différence des opérations qu'ils y remarquent.* Puis donc qu'entre toutes les formes fubftantielles nous n'en connoiffons aucune, hormis l'ame humaine qui eft immortelle & créée à l'image

mage divine de fon Créateur, & que par les feules qualités on peut atteindre à la connoiffance des formes ; aiant perdu l'efperance de connoître la forme effentielle de nos eaux médicinales , recherchons foigneufement toutes leurs qualités.

Il eft évident que les fontaines de Spa font *actuellement* froides & humides , mais *potentiellement* chaudes & féches ; c'eft - à - dire qu'elles nous refroidiffent , & qu'elles nous mouillent à vûe d'œil & au jugement des fens, mais qu'elles ont la vertu ou la puiffance de nous échauffer & de deffécher enfuite certaines matières trop humides : la première partie de cette propofition fera reçue par tous ceux qui gouteront les eaux. Ariftote , ne fachant point qu'il y avoit des Indiens qui ne boivent que des liqueurs chaudes , & que les Grecs avoient appellés à caufe de cela *Thermopotes* , dit *que la foif eft un appétit d'une chofe froide & humide ; auffi il n'eft aucune eau qui defaltere mieux que celle de Spa.* L'autre partie de mon opinion fera prouvée par de vives raifons , lorfque je traiterai de l'ufage des eaux.

L'expe'rience nous a enfeigné les mine-

mineraux qui font dans les fontaines;
mais la proportion qu'il y a entre eux
& l'eau, ne peut être connue, comme
nous l'apprenent tous ceux qui ont
écrit avant moi. Je tiens pour certain
qu'il eft impoffible de favoir au jufte,
combien de dégré de chaleur ou de
froidure il y a dans ces eaux. Il faut
mettre ces fecrets avec ceux de la fource du Nil, de l'attraction de l'aimant,
& les regarder comme cachés dans le
fond du puits, où Démocrite préten-
doit que fe trouvoit la vérité entiérement inconnue aux hommes. Il eft
vrai que notre foible lumière fait fil-
ler nos yeux, qu'une médiocre les
ébloüit, & qu'une grande les offufque;
tel eft le fort de l'entendement humain.
Contentons-nous donc d'être affûrés
que dans les eaux de Spa il y a du vitriol *, du fouphre, du fer & de tous
les

* Il avance hardiment qu'il fe trouve
dans l'eau de Spa du fer, du fouphre, du
vitriol, & qu'il les y a vûs, étant accompagné
de Meffieurs Gherinx, de Rye, & Befançon,
tous trois Médecins; mais il n'en apporte aucune preuve phyfique, voulant apparemment
qu'on le croïe fur fa parole. Ces quatre Médecins ont pris fans doute le fel fin qu'on trouve toujours au fond du vafe après l'évapora-

les autres mineraux dont nous avons parlé. Ne recherchons point inutilement

tion qu'on fait de l'eau, pour du vitriol, qui eſt pourtant bien différent du ſel tiré de l'eau, lequel eſt un véritable alcali fermentant avec les acides, & qui à cauſe de cela a donné lieu à F. Hoffman d'écrire que toutes les eaux qu'on nomme acidules, ſont ſûrement alcalines, ſans en excepter celles de Spa; au lieu que le vi-triol eſt une concrétion de l'eſprit acide avec le fer, ou avec quelque autre metal.

Par cette évaporation de l'eau de Spa, qu'il ne paroît pas que de Heers ait jamais faite, on ne trouve pas ſeulement du ſel alcali; mais auſ-ſi du fer, qui ſe prouve par l'attraction qu'en fait l'aimant; du ſouphre métallique qui fume, étant expoſé ſur du charbon ardent, & répan-dant une odeur métallique; de la terre; de l'eſprit acide fort volatil : à quoi on peut ajou-ter du véritable air, qui s'y trouve abondam-ment. Toutes ces matières ſont confondues enſemble ſous la forme de la rubrique, & pa-roiſſent ne faire qu'un ſeul corps. Mais d'où eſt venu cet alcali? peut-on croire que la cor-roſion, faite à la mine de fer par l'acide vitric-lique, l'ait formé? où exiſtoit-il auparavant? mais ſi cela étoit, pourquoi cet acide l'a-t-il épargné, & ne l'a-t-il pas ſaturé pour en fai-re une eſpèce de tartre vitriolé; ce qui étoit bien plus facile à faire que la corroſion de la mine de fer? Tout cela n'a pas l'apparence d'avoir été l'effet de la ſéparation des éle-mens de la mine de fer par corroſion, mais plûtôt de la formation du fer même dans le ſein de la terre, comme pluſieurs Phyſiciens

le

ment à favoir quelle proportion il y a
entre les qualités premières que ces
mine-

le croient à préfent, non feulement à l'égard
du fer, mais en général de tous les mineraux
& des metaux.

Il eſt impoſſible de dire comment toutes
ces matieres différentes ont pu fe rencontrer
enfemble pour former ces metaux, nous croions
feulement que dans l'endroit où elles fe font
trouvées réunies, elles ont entré en fermenta-
tion, de laquelle il réfulte du fer, lequel nous
prenons pour exemple de ce qu'on peut penfer
de la formation des autres metaux & mineraux; que l'air qui eſt dans cette maſſe con-
fufe, la fait gonfler comme de la pàte, &
qu'après que l'ouvrage eſt achevé, il en faifit
de petites parcelles, lefquelles il dilate par
fon élaſticité, & en forme de petites veficu-
les, qui font invifibles dans l'eau à caufe de
leur ténuité, à l'extérieur defquelles fe plan-
tent des efprits acides qui donnent le goût
de vitriol de Mars à l'eau fortant de la fource; étant indifférent pour donner ce goùt à
l'eau, que l'acide qui s'eſt joint au fer, foit fin
ou volatil; mais ce goùt n'eſt pas de longue durée, & finit avec la rupture des veſicules, comme on peut le voir & s'en convaincre par une expérience aifée à faire. Em-
pliſſez une bouteille à deux tiers de nos eaux
minerales, & étant bien bouchée, agitez-la
pendant un moment, & un inſtant après de-
bouchez-la fubitement, vous verrez alors que
d'abord l'air en fortira avec impétuofité, &
n'aura guères plus de goût que l'eau de pluye.

F 2

Mais

mineraux communiquent aux eaux, nos peines feroient inutiles, foit parce qu'il y a une grande diverfité de mineraux, foit parce que ceux qui les boivent, ont des tempéramens oppofés & des complexions fort différentes : l'un eft phlegmatique, l'autre colérique, beaucoup font mélancoliques, l'un a préparé & purgé fon corps, l'autre n'a fait ni l'un, ni l'autre ; il faut donc que les eaux faffent fur eux des effets très différens.

C'est avec raifon qu'on dit dans les écoles : *Tout agent équivoque fait des opérations différentes felon la variété des objets, ou de la matière fur lefquels il agit.* Les eaux de Spa font toujours leur opération première, qui eft de refroidir & d'humecter ; enfuite, lorfqu'elles

Mais la chofe eft encore plus fenfible par une autre expérience, qui n'eft pas plus difficile à faire. Empliffez un verre de criftal de cette eau, & le mettez dans de l'eau tiéde, dont vous augmenterez la chaleur jufqu'à ce que la fuperficie de l'eau qui eft dans le verre, fe couvre de petites véficules qui reffemblent à de petites perles, mais dont l'air qui les emplit, s'échappe d'abord qu'il fent l'air, laiffant ces véficules déchirées fe précipiter du haut en bas fans prefque aucun gout.

les font échauffées par nos eſtomacs,
elles échauffent & nous deſſéchent.
Quelqu'un dira peut-être que ſi les
eaux de Spa deſſéchent, elles doivent
être dangereuſes à ceux qui par leurs
maladies ſont devenus ſi maigres & ſi
exténués, qu'ils n'ont que la peau ſur
les os ; l'ame n'a de liaiſon avec le
corps que par la chaleur & l'humidité
naturelle, il eſt probable qu'étant encore refroidie & deſſéchée, elle aban-
donne le corps. L'expérience nous
montre le contraire : nous avons vû
des perſonnes ſi maigres, qu'elles ſem-
bloient être déjà dans le tombeau; elles ont bû les eaux & ſont devenues
en bon état, graſſes & charnues comme avant leur maladie. Car ces eaux
aiant ôté les obſtructions des veines
méſenteriques & du foie, & aiant fortifié l'eſtomac, elles ont engendré un
chyle qui ſe tourne en bon ſang, &
ce ſang en chair; au lieu qu'auparavant le chyle ſe tournoit en phlegme
& en aquoſité. Au reſte, ces perſonnes ne doivent ſe purger que par des
lavemens, ou avec de la manne, ou
de la caſſe, & dans la ſuite du ſyrop
de roſes, ou de violettes ſolutif ſimple.

Nous avons aſſez parlé des qualités premières des eaux de Spa, venons aux deuxièmes. Elles inciſent les humeurs viſqueuſes & tartareuſes, elles ſont abſterſives, elles atténuent le phlegme, elles ôtent les obſtructions du foie, de la rate & des veines méſenteriques, elles ôtent les inflammations cauſées par ces obſtructions, & néanmoins par leur aſtriction elles fortifient tellement l'eſtomac, que de mille perſonnes qui boivent les eaux par l'ordonnance d'un bon Médecin, il n'y en a pas une qui ſe plaigne de leur froid actuel, ſi ce n'eſt de celles du *Tonnelet*. Elles donnent de la force & de la vigueur aux nerfs, elles chaſſent la ſéroſité ſuperflue, la bile, le phlegme, & la mélancolie par divers conduits. Il y a des gens qui rendent une grande quantité d'urine, d'autres beaucoup de matière fécale, teinte ordinairement de noir, de verd, de bleu & d'autres couleurs. Pluſieurs vomiſſent, quelques-uns ſuent, d'autres jettent beaucoup de morve par le nez. *Fallopius* rapporte que bûvant les eaux *aquariennes* en Italie, il fut trois jours ſans lâcher le ventre & ſans vuider au-

cun

cun excrément de fon corps ; mais qu'à la fin du troifième jour il lui furvint une fueur fi abondante, qu'il en auroit rempli facilement plufieurs écuelles. Mr. Gherinx a vû, ainfi que moi, des paralytiques qui rendoient toute leur eau par les urines, & qui néanmoins alloient à la felle comme s'ils euffent pris une médecine laxative, & qui nageoient, pour ainfi dire, dans leurs fueurs.

Je voudrois que les Médecins, qui craignent de faire dans une même médecine un mêlange de médicamens fervant à faire uriner & aller à la felle, dans la crainte que la nature, déterminée à plufieurs actions, ne puiffe vaquer à l'une & à l'autre de ces opérations, priffent garde à cela, & qu'ils imitaffent les opérations de la nature puifqu'ils s'en difent les miniftres. Mais je traiterai ailleurs de cette matière.

Mr. Gherinx a vû, comme moi, des Dames d'un tempérament affez foible, que ces eaux faifoient beaucoup uriner ; elles leur caufoient quelquefois leurs mois & les hémorrhoïdes tout enfemble. Voilà comment la nature femble s'égarer dans les eaux de

 Spa.

Spa. Il est certain que les fontaines de Spa causent dans le même tems de plus grandes évacuations, & même contraires, que ne feroient des barils de médicamens desagréables à l'odeur & abominables au goût.

Parmi les diurétiques, il y en a qui excitent les urines, parce qu'ils donnent grande quantité de matière aqueuse au corps, laquelle étant portée aux reins, entraine avec elle les humeurs qu'elle y trouve; les autres diurétiques causent le même effet par l'abstersion qu'ils font des humeurs qu'ils rencontrent dans les vaisseaux & dans les roignons. Les eaux de Spa sont les uniques remèdes qui produisent les deux effets ensemble; car elles sont abstersives, & donnent à chacun une telle quantité de matière aqueuse qu'il lui plait d'en prendre. D'ailleurs, plusieurs autres médicamens ne sont pas propres dans toutes les saisons, ni à toute sorte de personnes; mais un Médecin savant peut ordonner ces eaux pendant toute l'année, & à tous ceux qu'il croit en avoir besoin. Car les mineraux, conservant toujours leur première mollesse, se mêlent tellement parmi les eaux, qu'il n'est rien de si

caché

caché dans le corps humain, où ces eaux ne parviennent & ne pénétrent; elles entrent même dans les plus petits conduits.

CHAPITRE IX.

DE QUELLES MALADIES ON SE PEUT GUERIR PAR LES EAUX DE SPA.

SENEQUE, dans le 3. Liv. des Questions naturelles Chap. 2. dit *qu'il veut parler des eaux qui font remarquables, ou par le goût, ou par leur utilité, y en aiant qui guériffent les maux des yeux, d'autres qui fortifient les nerfs, d'autres qui déracinent les maux invéterés, de la guérifon defquels les Médecins n'ont aucun efpoir; quelques - unes féchent les ulcères & les playes extéricures, quelques-autres font le même effet fur les intérieures, & ôtent les incommodités des poumons. Il y en a qui rendent faines les parties nobles viciées, quelques - unes arrêtent le fang, enfin leur ufage eft auffi différent que leur goût.*

VOILA' ce que dit Seneque des

eaux

eaux en général. Mais les eaux de Spa,
qui ont reçu un grand nombre de qualités & de vertus par la quantité des
mineraux qui leur ont communiqué
leurs vertus, doivent elles seules opé-
rer toutes ces guérisons, & même produire des opérations & des accidens
contraires dans un même tems; car
puisque la chaleur est naturellement
accoutumée d'incifer, d'atténuer &c.,
& la froidure de conftiper, de resser-
rer & d'épaiffir, il ne faut pas s'éton-
ner si ces eaux font des effets qui sem-
blent opposés, comme de faire couler
les fleurs aux filles qui ont les pâles
couleurs, & d'arrêter le flux trop a-
bondant à d'autres; ce que je prouverai par des exemples évidens. Quoique le sujet dont je traite, soit un mé-
dicament empyrique, je veux écrire
comme il convient à un Docteur mé-
thodique, & ne point imiter les Médecins empyriques. Je me crois donc
obligé de dire en peu de mots la raison pour laquelle un même remède
peut guérir des incommodités contraires, & servir aux personnes faines
ainfi qu'aux malades, guériffant les
dernières, & préfervant les premières
de maladie.

I L

IL n'y a que des infenfés, qui, comme les Pyrrhoniens, nient hardiment les chofes que nous voions arriver tous les jours, ou qui, comme certains imbécilles, doutent de tout. Les fages Philofophes & les habiles Médecins, voiant certains effets, en recherchent les caufes, & tâchent de les expliquer clairement. J'ai dit dans le Chapitre précédent qu'une grande partie des vérités étoient cachées au fond du puits de Démocrite, & que nous fommes environnés d'une épaiffe nuée qui caufe notre ignorance. La raifon veut cependant que nous croïons, & que nous recevions les chofes qui font connues évidemment. Or, j'efpere de perfuader à mes Lecteurs plufieurs effets de nos fontaines, que des efprits affez fubtils prétendent ne pouvoir comprendre.

SOIT que nos corps foient fains ou malades, nous devons également travailler à ce qui peut leur être utile: or, ce font les forces qu'il faut entretenir & augmenter, afin qu'elles éloignent les maladies prêtes à venir, & qu'elles fervent aux fonctions naturelles. C'eft le but, auquel tend tout bon Médecin, & auquel il s'applique

le

le plus à parvenir. S'il est question
de donner une médecine laxative, s'il
faut émouvoir les urines ou les sueurs,
on a égard aux forces ; s'il faut saigner, avant toutes choses on considére
les forces, & même dans les pleure-
sies sanguines, où la saignée est très
nécessaire : lorsque le Médecin voit
que les forces manquent au malade
pour pouvoir cracher suffisamment, il
ne saigne point, ou fort peu. Dans
les fiévres qui se guérissent mieux par
l'abstinence que par les remèdes, nous
regardons plus aux forces qu'à la maladie. Tous les ragouts sont inven-
tés pour entretenir & augmenter les
forces ; & afin que l'estomac, lassé
des viandes journalières, se remette,
on use de poivre, d'épiceries, & d'autres choses. Ce qui fortifie, convient également aux sains & aux malades pour exercer leurs fonctions naturelles, avec cette seule distinction,
qu'il en faut moins pour maintenir la
santé, que pour recouvrer celle qui
est perdue. Ainsi, un peu d'ache, de
serpolet, de rosmarin, de fleur de
noix de muscade, suffit pour assaison-
ner la viande de mouton, pour ôter
la viscosité, & empêcher les obstructions

tions qui feroient caufées par un chyle trop épais, & pour déterminer la férofité fuperflue aux roignons, pour la décharger par les urines, ou pour la faire fortir par les fueurs: mais à des malades il faut des poignées d'herbes toutes entières, des onces de racines, de femences, & plufieurs autres chofes avec la même proportion, pour pouvoir furmonter les obftruétions déjà formées.

Lorsque la rate ne renvoie pas le fuc mélancolique à l'eftomac par la veine courte, & qu'alors l'appétit manque aux perfonnes qui joüiffent de la fanté, avec un peu de vinaigre, de jus de limon, ou de verjus on y remédie; mais aux malades il faut du tems & une grande variété de remèdes fouvent réiterés. Il en eft de même des eaux de Spa que des médicamens. Si on en boit une petite quantité & pendant peu de jours, elles fuffifent aux fains; les gens incommodés en doivent boire beaucoup plus, & les continuer plus long-tems. Servons-nous donc des fontaines acides que les Anciens ont nommées *facrées*, & ne nous arrêtons point aux difcours de ceux qui blâment ce qu'ils ne peuvent comprendre,
dre,

dre, & qui pour autorifer leur opinion , n'ont d'autre raifon que leur
ignorance & la foibleffe de leur génie.
Commençons donc l'examen des vertus des eaux de Spa.

Premierement elles guériffent les
catharres, qui font les caufes de la
plûpart des maladies du corps humain,
elles defféchent le phlegme fuperflu
au cerveau, préfervent & guériffent
par-là de la paralyfie, des tremblemens des membres, & d'autres maux
pareils à ceux-là. Le Sieur de Rye
nous apprend que Monfieur Arnold
Brughel, Chanoine d'Oirfchot, entiérement paralytique des jambes & en
partie des bras, but ces eaux ; qu'il les
rendit copieufement par les urines, par
les fueurs & par les felles, de forte que
peu de jours après il fe promena aifément dans fa chambre; que cependant les pluyes étant furvenues, &
aiant continué plufieurs jours, elles em-
pêcherent de fe fervir plus long-tems
des eaux; qu'alors fon mal revint, &
qu'il s'en retourna dans fon païs fans
une entière guérifon.

Il y a dix ans, que Madame de
Lumley, Angloife, par le confeil de
Monfr. Gifort, Médecin de Londres,

hom-

homme très expert dans son art, vint à Spa. Cette Dame étoit atteinte d'un tremblement de tête qui la tourmentoit depuis huit ans; mais aiant été malheureusement aux eaux dans un tems de pluye, je consultai avec son Médecin, & par notre avis elle reprit la route de son païs sans être guérie, la saison n'étant point propre à l'usage de ces eaux. Le même de Rye que j'ai cité, dit qu'il avoit vû Monsieur de Sanseux, Gentilhomme François, tourmenté d'une convulsion de cou si cruelle, que tous les Médecins n'y avoient pu apporter aucun remède. Il vint donc à Spa, comme à la dernière & unique ressource. La première année il retourna chez lui, comme il en étoit parti. Il n'y fut pas long-tems sans sentir quelque soulagement; ce qui fut cause qu'il retourna aux eaux de Spa trois autres années consécutives, & qu'enfin le quatrième été il se trouva entiérement guéri : sa constance fut récompensée comme elle méritoit de l'être.

Les fontaines de Spa soulagent aussi par la suite des tems ceux qui ont mal à la tête, qui sont sujets à la migraine & aux vertiges : elles ôtent les rou-

rougeurs des yeux, appliquées extérieurement & prises intérieurement, elles aident ceux qui font toujours des rots, qui ont le hoquet, qui fanglotent continuellement, & ceux qui vomiffent toute leur nourriture ; c'eft ce que j'ai remarqué cette année dans une Religieufe. Elle étoit toujours fanglotante ; mais par l'ufage de ces eaux, & d'une opiate dont je donnerai la recette ailleurs, elle fut guérie, fes fleurs, qui avoient été arrêtées dix mois entiers, coulerent à fouhait.

Les eaux de Spa font propres à guérir les obftructions du foie & de la rate, & particuliérement la mélancolie hypocondriaque, ou venteufe. J'ai vû plufieurs hydropiques retourner de ces fontaines très fains ; leurs eaux claires & douces chaffoient celles de leur ventre troubles & falées. Il y a vingt-quatre ans, que fur la fin du mois d'Août, l'époufe de Monfieur de Buffi, Confeiller au Parlement de Paris, vint à Spa, aiant l'hydropifie leucophlegmatique, auffi formelle que j'en euffe jamais vûe. Elle but les eaux felon l'ordre que je lui avois prefcrit, & s'en retourna très foulagée dans fa patrie. L'année dernière, étant retournée à

Spa,

Spa, elle y but les eaux environ trois mois, & elle en eſt partie avec une ſanté parfaite. Il n'eſt pas néceſſaire de citer les noms de pluſieurs autres hydropiques ; tous les ans on voit des exemples de la guériſon de quelques-uns. Il y a douze ans, que frere Gabriel Capucin, après avoir eu une longue fiévre quarte, & perdu beaucoup de ſang par la bouche & par l'*anus*, en aiant même rendu en ma préſence dans une ſeule fois plus de huit livres, fut atteint d'une hydropiſie, jugée par tous les Médecins & par moi-même incurable. Il étoit extrêmement enflé & ne pouvoit ſe tenir debout: cependant il ſe fit porter à Spa, lorſque tout le monde croioit qu'il y venoit chercher ſa ſépulture. Il y but le *Pouhon* au lit, & peu de jours après il entreprit de faire à pied le trajet qu'il y a du village à la *Sauveniere* & à la *Geronſtere* ; mais avec tant de vîteſſe, que j'avois peine à le ſuivre. Enfin il guérit, & s'en retourna à Liége. Cependant, deux ans après l'hydropiſie lui revint au mois de Décembre, & en mourut, après avoir vécu vingt-huit mois en ſanté, contre l'opinion de tout le monde ; de

G   ſorte

forte que j'ôſe aſſûrer que quiconque a eu deux ou trois mois l'hydropiſie, quoiqu'on l'en guériſſe, mourra cependant tôt ou tard hydropique.

L'eau de Spa ôte la chaleur exceſſive des reins; elle chaſſe mieux le ſable ou la gravelle que toutes les autres drogues qu'on pourroit emploier, étant un remède ſimple, naturel, ſans artifice, & très agréable à tous ceux qui ne veulent pas la moindre choſe qui ſente la Pharmacie; elle empêche que la pierre ne ſe forme dans le corps humain. Pygré, fameux Chirurgien de Paris, qui dans un Chapitre de ſa Chirurgie traite en paſſant de nos eaux de Spa, tient pour ſûr qu'elles ne peuvent guérir ou rompre la pierre de la veſſie; mais l'expérience nous a enſeigné le contraire. Don Louis Hagerus *, Viſiteur des Chartreux de la Fran-

---

* L'Auteur nous allegue l'exemple du Pere Louis Hagerus Chartreux, pour nous prouver que les eaux de Spa ont la vertu de fondre & de diſſoudre la pierre dans la veſſie, & à cette occaſion je rapporterai deux expériences qui confirment ce qu'il nous allegue pour prouver ou confirmer ſon opinion.

Ma penſée eſt, que comme par l'analyſe qu'on a faite de la pierre, on a trouvé que ce n'é-

toit

Franconie, homme digne de foi, m'a raconté qu'avant de venir à Spa, il y

toit qu'une concrétion de beaucoup de sel volatil fixé par de la terre, & lié par de l'huile grossière, comme est celle qu'on retire de l'urine par la distillation ; en conséquence de cela, je crois que l'acide volatil qui se sépare si facilement de l'eau de Spa, venant à entrer dans le corps de la pierre, attaque & détruit le sel alcali, qui est volatil, & de cette manière rompt l'assemblage des principes de la pierre. Cette explication m'est venue dans l'esprit de la lecture des œuvres du célebre *Sylvius*, qui fait voir que l'esprit de nitre est le dissolvant de la pierre, comme il le prouve en versant de cet esprit sur des pierres & calculs sortis du corps de l'homme. J'ai confirmé cette pensée ou expérience, en faisant suspendre dans le puits de l'eau de la *Sauveniere* une pierre que m'avoit leguée un homme à qui j'avois donné du secours dans ses souffrances, & qui ne se sentoit pas assez fort pour soutenir les douleurs de la taille. Cette pierre que je lui fis tirer de la vessie après sa mort, a été conservée durant plus de cinquante ans sans aucun dessein, jusqu'à ce qu'enfin il me vint à l'esprit de l'emploier à faire des expériences sur les eaux de Spa. Je la fis donc mettre dans la fontaine de la *Sauveniere* au mois de Novembre 1737. & y resta pendant neuf semaines. Elle pesoit quatre dragmes & deux scrupuls : au bout de ces neuf semaines elle fut retirée de la fontaine, & on ne la trouva point diminuée de poids, mais si attendrie

 dans

y a trois ans, il fit fonder fa pierre,
tant à Wirtzbourg dans fon païs, qu'à
Liége,

dans fa fuperficie, qu'on pouvoit facilement la
détacher avec le doigt.

Une autre pierre, pefant dix - neuf dragmes
& 24. grains, a perdu deux dragmes & dix
grains, après avoir trempé feulement fix femaines dans l'eau du *Pouhon*. Elle fut mife dans
une bouteille affez ample, fur laquelle on ver-
foit tous les jours fept livres du *Pouhon*, fortant de la fontaine au même moment. On la
trouva diminuée de deux dragmes & dix grains,
comme on vient de le dire, fa fuperficie ra-
mollie comme celle qui avoit été mife dans l'eau
de la *Sauveniere*, & qui étant féchée, devint
blanche comme de la craie.

On pourroit inférer de ces deux obferva-
tions, qu'il y a beaucoup de différence entre
la vertu du *Pouhon* & celle de l'eau de la *Sauveniere*, mais quand on refléchit fur deux cir-
conftances qui ne font pas connues d'un chacun, l'objeftion tombe d'elle - même. La pierre que j'ai expofée dans le puits de la *Sauveniere*, étoit vieille de plus de cinquante ans,
au lieu que celle que le Dofteur Preffeux emploia pour faire fon épreuve fur l'eau du *Pouhon*, étoit tout nouvellement tirée de la veffie
d'un homme qui venoit de mourir. Cela étant,
il s'enfuit que ma pierre, vieille de cinquante
ans, n'aiant prefque plus de fel volatil, les
efprits acides de l'eau minerale n'ont pu agir
deffus, & n'a fouffert dans l'eau que l'aftion
de la feule humidité, qui a détrempé feulement
la partie terreftre pour en faire une efpèce de
boüe;

Liége , & qu'après avoir bû une grande quantité des eaux de la *Sauveniere*

boüe; ce qui eft caufe que la pierre n'a pas perdu de fa pefanteur, au lieu que celle du Docteur Preffeux, qui a été trempée dans l'eau du *Pouhon*, a été pénétrée par fes acides qui ont enlevé ces fels volatils, de manière que la pierre s'eft trouvée diminuée environ d'une neuvième partie de fon poids. C'eft fans doute par cette raifon que la fuperficie, qui étoit devenue fi molle & étant defféchée, reffembloit à de la craie, & n'avoit plus de folidité. Enfin, pour corroborer ces expériences, & faire voir la force qu'ont les acides volatils, je rapporterai l'exemple d'un honnête homme, digne de foi, qui ne pouvant trouver fa guérifon dans les remèdes dont il ufoit de l'avis de quantité de Médecins, prit la réfolution de ne plus boire que du petit lait, abandonnant abfolument toute autre boiffon; ce qu'aiant continué conftamment durant quatre ans, il fe trouva parfaitement guéri. On dira peut-être que ces expériences ne peuvent être imitées avec affùrance de fuccès, par ceux qui ont la pierre dans les reins ou dans la veffie ; mais fi ces perfonnes vouloient fe réfoudre à obferver un régime exact, s'abftenant de boire du vin, de la bierre, & à ne boire que de l'eau de Spa, je fuis perfuadé que fon acide volatil, attaquant les fels volatils qui font la principale partie des calculs, pourroit au bout de quelques années guérir radicalement ceux qui en feroient attaqués. Mais pour autant mieux réuffir, il faudroit que ces perfonnes

vin-

niere & du *Pouhon*, ceux qui l'avoient fondé auparavant, trouverent la pierre beaucoup diminuée lorfqu'ils la fonderent une feconde fois. Le même Religieux revint à Spa l'année fuivante, & y demeura plus de dix femaines, bûvant chaque jour, au grand étonnement de ceux qui le voioient, trois cens cinquante onces d'eau tous les matins: felon le rapport de ceux qui le fonderent une troifième fois à fon retour, la pierre fe trouva encore fort diminuée.

QUAND les eaux de ces fontaines ne romproient pas la pierre, il feroit très utile de les boire avant de fe faire tailler: elles ôteroient le phlegme vifqueux qui environne ordinairement la pierre, & elles en rendroient ainfi l'extraction plus facile. D'ailleurs, il arrive fouvent qu'une maffe de phlegme qui n'eft pas encore endurcie ou tournée en pierre, tourmente un malade auffi cruellement que fi la pierre étoit tout-à-fait formée; c'eft

vinffent demeurer à Spa, & ne buffent que du *Pouhon* avant que fon efprit acide fût diffipé ou affoibli, ce qu'on ne pourroit efperer des eaux tranfportées en bouteilles.

c'eft ce qui eft arrivé depuis quelques années au Docteur Gratian, le plus fameux Chirurgien qu'il y ait pour l'opération de la pierre : je crois qu'il fait encore aujourd'hui à Rome il *Mef-fer Nurfino.* Ce Gratian, perfuadé qu'il avoit une groffe pierre dans la veffie, fe fit tailler à Namur par un Opérateur de fes amis, qui ne trouva dans la veffie aucune pierre, mais un amas de phlegme, qui auroit facile-ment forti par le moïen de ces eaux.

PLUSIEURS bons Auteurs, au nombre defquels font *Horatius, Au-genius, Pareus, Hollervius, Marcellus & Donatus,* ont laiffé par écrit qu'il fe trouve des pierres fi enveloppées dans du phlegme vifqueux, que la plû-part des plus experts Médecins & Opérateurs s'y abufent avec la fonde, & que la pierre ne fe trouve qu'après la mort. Les perfonnes qui ont cet-te incommodité, trouveroient certai-nement un grand foulagement dans les eaux de Spa; car puifqu'elles ont bri-fé la pierre du Chartreux dont j'ai par-lé, elles diffoudroient bien plus faci-lement ce phlegme qui enveloppe la pierre.

IL y a quatorze ans, qu'un foldat de

 Rhyns-

Rhynsberg difoit qu'il avoit feize pier-res dans la verge, groffes comme des petits pois. Je fis difficulté de le croi-re, ne pouvant m'imaginer qu'avec un fi grand nombre de pierres il lui fût poffible d'uriner avec la liberté dont je fus témoin. Là-deffus il me prit la main, & me fit fentir les pierres que je comptai auffi aifément, que j'aurois pu compter les grains d'un chapelet, ou les boutons d'un pour-point. Quatre femaines après, il m'en montra dix dans une boëtte, & je n'en trouvai plus que fix dans fa verge. Je ne fais ce qu'elles font devenues; car il demeura long-tems à Spa après mon départ.

L'eau de Spa guérit auffi les ulcè-res des reins & les carnofités dans le conduit du membre viril; elle ôte l'humeur qui les engendre, en la def-féchant. Si on jette l'eau de Spa avec une feringue dans la verge, elle cicatrife l'ul-cère, & fortifie tellement la partie, qu'elle ne reçoit plus d'humeurs qui la puiffent ulcérer de nouveau. J'en ai vû l'exemple dans un vieillard d'An-vers, qui aiant bû les eaux l'efpace de trois ans, & fix mois entiers chaque année, a été guéri d'un ulcère invéteré.

Un

Un bon Religieux, les aiant bues l'année passée par mon conseil, fut délivré d'une carnosité engendrée par la sortie d'une pierre qui l'avoit travaillé pendant long-tems.

Il y a une grande dispute entre les Auteurs, pour savoir si ces eaux conviennent à la gonorrhée, ou flux de semence verolique, ou à la chaude-pisse vénérienne. Quoique les Auteurs en doutent, je puis assûrer, fondé sur une longue & certaine expérience, qu'elles y sont fort utiles. Elles confortent aussi les vaisseaux spermatiques, servant à la géneration, qui s'affoiblissent lorsqu'on a la gonorrhée. On a donc tort d'éloigner des fontaines de Spà les hommes & les femmes qui sont atteints de ces maladies ; car si les metaux ou les remèdes métalliques, comme le confessent tous les Médecins, ont une vertu propre & spécifique pour guérir la verole, la vertu de ces eaux étant purement métallique ou minerale, qui pourra douter que les verolés ne puissent par leur secours recouvrer leur santé ? Cette année, un homme de ma connoissance, qui avoit la bouche & les bords de la langue pleins d'ulcères veroliques, larges com-

G 5

me

me l'ongle du pouce, but les eaux, s'en gargarifa, & parvint à une entière guérifon; c'eft ce que je puis affirmer par ferment.

Soleander, docte Médecin des Ducs de Juliers, a été de mon opinion, lorfqu'il a dit *que les eaux de Spa font fort utiles à la gonorrhée & aux carnofités, quand le conduit du membre viril eft rendu libre par l'onguent camphré; car l'eau de Spa nettoie, rafraîchit, deffèche l'ulcère & le fait enfuite cicatrifer.*

Il eft néceffaire que je place ici une hiftoire rapportée par Remb. *Dodonæus* Chap. 41. *Obfervat. medicinal.*, où, après un grand préambule, il dit *qu'un Seigneur de la Cour des Rois François & Henri, aiant eu pendant dix-huit ans un flux vénérien, fon mal allant toujours de pis en pis, & les remèdes ne produifant aucun effet, vint à Spa, où en peu de jours fes maux diminuerent fi fort, qu'il vécut dans ce village plufieurs années beaucoup plus heureufement qu'il n'eût fait ailleurs; car les eaux de ces fontaines affoupiffent les douleurs des roignons & de la veffie, quoique rarement elles les guériffent parfaitement. Elles fortifient l'eftomac, elles excitent l'appétit, elles guériffent fouvent les hydropiques, & fur-tout les leu-*
cophleg-

cophlegmatiques. Je connois plusieurs personnes qui ont été fort soulagées à Spa des maux aux reins & à la vessie ; mais elles n'ont point été guéries totalement, & dès qu'elles ont abandonné ces fontaines, elles ont été plus travaillées qu'auparavant. Aussi il est arrivé à ce Seigneur, dont je viens de parler, qu'étant retourné chez lui, il se porta plus mal, & mourut. Aiant ouvert son corps, on a trouvé ses roignons plus grands que de coutume, durs & pleins de boüe, les deux uretères étoient fort ulcérés, la vessie étoit si roide, qu'on ne pouvoit la fléchir ni la comprimer : entre ses deux membranes, il y avoit une grande quantité de boüe ; l'extérieure étoit pleine de tumeurs, & l'intérieure remplie de beaucoup de trous.

J'ai copié fidélement les termes du fameux Médecin de l'Empereur, qui nous apprend cette histoire. Je prie mes Lecteurs d'y remarquer qu'il faut boire long-tems les eaux, & que certaines personnes doivent même séjourner des ans entiers à Spa. C'est ce que j'ai ordonné à plusieurs : il y en a même qui y ont demeuré trois & quatre années, & qui y ont été guéries de la pierre & de l'hydropisie ; j'ai été témoin de leur parfaite guérison.

LES

Les lepreux ou ladres, dont la maladie eſt ſi voiſine de la verole, qu'il ſe trouve cinquante Auteurs, qui ont écrit de la verole lorſqu'elle étoit dans ſa naiſſance, & qui ont bien eu de la peine à diſtinguer l'une de l'autre, ſe ſentent auſſi très ſoulagés à Spa. Les eaux de ces fontaines ôtent la chaleur exceſſive du foie, qui enflammant & brulant le ſang, engendre la lepre.

J'ai dit que ces eaux font ſortir le phlegme de la veſſie, & l'amas des humeurs viſqueuſes qui s'y aſſemblent. J'ajoute à cela qu'elles guériſſent la rogne ou excoriation, ſoit du cou, ſoit du corps de la veſſie : elles produiſent le même effet pour les ulcères qui ſont au *ſphincter*, ou muſcle circulaire de l'*inteſtin culier*. Il y a des gens, qui aiant eu des poulins ou des apoſtumes entre la bourſe & *l'anus* dont ils avoient été mal guéris, ont conſervé une fiſtule ; ceux-là trouveront un remède aſſûré dans les eaux.

Les femmes qui ont la matrice pleine de phlegme, ou qui ont les fleurs blanches, ſont beaucoup ſoulagées par les eaux, en les bûvant, ou en les ſeringant. Je connois de jeunes filles guéries de ce flux blanc menſtruel,

par

par la feule fomentation de ces eaux : celles qui ont un chancre à la matrice, en reçoivent auffi un grand foulagement; car elles guériffent tous les ulcères malins & chancreux, qui font intraitables par les remèdes ordinaires, ou difficiles à guérir.

Les eaux de Spa guériffent prefque toujours les pâles couleurs & les rétentions des mois, qu'elles font couler. On en a vû mille fois l'expérience, même dans les perfonnes qui avoient pris toutes fortes d'autres drogues, fans omettre les bains, les fomentations, les faignées du pied, & les autres voïes propres à parvenir à ce point. Cependant celles qui ont ce flux trop abondant, fe trouvent mieux foulagées par ces eaux que par tout autre remède ; c'eft ce que j'ai remarqué il y a trois ans dans une Demoifelle Flamande, & l'année dernière dans une Demoifelle Allemande, de la maifon de *Munichaufen*. Ces deux filles étoient toutes deux pâles, avoient le vifage plombé, & les forces confidérablement abbattues; elles retournerent de Spa parfaitement guéries.

Soleander dit, *Cent. 5. Sect. 4.* que *pour arrêter le flux menftruel, & pour*
ôter

ôter ſes cauſes, les eaux de Spa, & en général les acides, ſont très-utiles. J'ai remarqué pluſieurs fois qu'elles ſont fort bonnes pour le flux de ventre & pour la diſſenterie. Monſr. Pierre van-der Schroot, Chanoine de Boisleduc, qui après la diſſenterie étoit devenu depuis trois ans entiers lientérique (c'eſt une maladie, dans laquelle les alimens ſortent comme on les a pris, & ſans aucune digeſtion), aiant bû, il y a deux ans, ces eaux par mon conſeil, fut guéri & délivré d'une fiévre preſque éthique, qui l'avoit tourmenté long-tems. Le même Chanoine a bû les eaux de Spa l'année paſſée avec une utilité merveilleuſe. En effet elles nettoient, fortifient les inteſtins, & en chaſſant ainſi la cauſe du flux, elles l'arrêtent. Tous les Médecins ſavent que la rheubarbe & les myrobolans produiſent ordinairement le même effet.

LUDOVICUS Mercatus, qui a plus écrit ſur la Médecine qu'aucun autre Auteur de ce ſiécle, dit dans ſon troiſième Volume, Chap. *de Dyſenteria: La raiſon & l'expérience très aſſûrée des plus ſavans Médecins nous enſeignent, qu'il n'y a rien de meilleur pour la diſſenterie*

terie que l'usage des eaux acides, soit qu'on les boive, ou qu'on s'en serve en clystère. J'estime que les eaux qui ont la mine de fer, d'argent, ou d'or, sont les meilleures.

LES eaux de Spa chassent toute sorte de vers; ce que Gherinx confirme par une belle histoire, digne, dit-il, d'admiration. Une femme, âgée de quarante ans, après une longue rétention de ses mois, étoit devenue hydropique. Aiant été huit ans entiers entre les mains des Médecins les plus experts sans recevoir aucun soulagement, elle vint enfin à Spa, où aiant bû les eaux en assez bonne quantité, ses mois coulerent d'abord. Elle vuida ensuite la plûpart de son hydropisie, & enfin elle fit un ver d'une demi coudée, diant quatre pieds, & ressemblant à un lezard: il étoit couleur de cendre lorsqu'il étoit hors de l'eau, & dans l'eau il paroissoit rougeâtre. Elle en fit encore huit ou neuf de la même couleur, mais petits : enfin son ventre, qui étoit fort enflé, devint dans son état naturel, & elle s'est assez bien portée, comme elle fait encore présentement.

QUANT à moi, je puis assûrer d'avoir traité un jeune homme, nommé Gilles d'Ouf-

d'Ouffet, qui l'année paſſée étoit gar-
çon d'un tailleur , appellé Barthélemi
Wolters. Il rendoit des vers par tous
les endroits de ſon corps; il en vomiſſoit par milliers; il en faiſoit un nombre infini par le fondement , & ce
qu'on n'a pas ſouvent vû ou lû, il en
urinoit ordinairement. Un jour que
je lui tenois moi-même la verge lorſqu'il alloit piſſer, craignant qu'il n'u-
ſât de quelque fourberie , & voulant
contenter ma curioſité & m'aſſûrer d'un
fait auſſi étrange, je lui vis piſſer dans
une ſeule fois ſeize vers tous vivans,
ſe remuant, & ſemblables aux vers
qui ſont dans le fromage. Comme il
étoit pauvre, je le mis dans la maiſon
de Baviere, hôpital fondé par le feu
Prince Erneſt, dans lequel j'ai ſervi
huit ans pour Médecin ordinaire, &
où il a été parfaitement guéri par l'u-
ſage de ces eaux & de quelques autres
remèdes. Ledit Barthélemi, qui demeure à côté de l'Egliſe des onze mille Vierges, auprès de qui ce jeune
homme a ſervi après ſa guériſon juſqu'à ce qu'il ſe ſoit marié, atteſtera la
vérité de ce fait à ceux qui voudront
le conſulter. J'ai connu une autre
per-

perfonne qui avoit un grand ver dans l'oreille, & qui lui caufoit une douleur extrême : y aiant verfé de l'eau, je l'en fis fortir incontinent.

Les eaux de Spa defféchent les matrices trop humides ; de-là vient que plufieurs femmes, ftériles depuis douze ou quatorze ans, aiant ufé long-tems de ces eaux, font devenues meres. Cependant, pour dire ce que l'expérience m'a enfeigné, celles qui cherchent des remèdes pour leurs matrices, fe trouvent mieux de l'ufage de la feringue, des fomentations, ou des bains dans une cuve, quoique les eaux lorfqu'on les boit, nettoient les veines, & fortifient tellement les parties voifines de la matrice, qu'elle s'en reffent.

Ces effets réfolvent clairement l'incertitude de Seneque, qui au Liv. 3. *des Queft. naturelles*, dit *qu'il eft impoffible d'expliquer* 1. *pourquoi l'eau du Nil rend les femmes fi fertiles, que plufieurs ont mis fin à une longue ftérilité ; 2. par quelle raifon quelques eaux de la province de* Lycia *préfervent les femmes d'avortement.* Je crois avoir expliqué en peu de mots les raifons de ces changemens ; & il eft très naturel que

H

les

les eaux, ôtant & étouffant par les
excrémens l'humidité superflue de la
matrice, qui empêche que la semence
ne soit retenue, ou ne meurisse, elles
fassent finir la stérilité. D'ailleurs, si
par hazard l'enfant se forme, & qu'attaché par des liens trop mous, il court
risque de sortir avant son tems, on
peut prévenir ce danger en recourant
aux eaux.

PIGRAI dit *que les fontaines de Spa
sont très utiles aux gouteux, parce qu'elles dissipent la sérosité, qui venant à tomber sur les jointures, tourmente les personnes qui en sont atteintes.* Je crois que
cet Auteur dit vrai; mais j'ai souvent
remarqué, que quand les gouteux ne
se purgent pas plusieurs fois & très
exactement, ils redoublent leurs maux,
& font venir leurs douleurs plûtôt
qu'elles ne viennent ordinairement. La
même chose est arrivée cette année à
Monsr. Laurent Petri, Avocat de la
Cour de Liége, qui bûvant les eaux
de son propre mouvement & sans être
purgé, fut premiérement attaqué de
la goute aux mains, dont il ne s'étoit
point ressenti auparavant, & trois jours
après, ses pieds furent accablés du même mal, plus qu'ils ne l'avoient jamais
été.

LA

L A raison pour laquelle les gouteux ne s'apperçoivent pas d'abord de quelque soulagement par ces eaux, c'est à cause qu'elles ne pénétrent pas jusqu'aux nerfs & aux jointures, où résident les goutes. Il n'est pas possible d'envoier les vapeurs & les esprits à toutes les extrémités avec autant de vîtesse qu'ils se portent au cerveau ; mais si ces eaux ne font point des effets si prompts, elles servent au moins de préservatif contre la goute, en fortifiant l'estomac & la tête, & en empêchant la géneration du phlegme & de la sérosité, qui tombent sur les jointures & causent ces douleurs.

Pour abréger le récit de toutes les maladies auxquelles les eaux de Spa font utiles, je me contenterai de dire avec Gherinx, que ceux qui font curieux de connoître la vertu de ces eaux, n'ont qu'à venir à leur source ; ils verront tous les Etés des guérisons capables de les satisfaire, quelque difficiles qu'ils soient.

CHA-

CHAPITRE X.

Par quel moïen ceux qui ont les maladies dont on vient de parler, en peuvent etre gue'ris a' Spa.

Quelqu'un dira peut-être, après avoir lû le Chapitre précédent, qu'il croit entendre la harangue d'un Charlatan, qui n'aiant qu'un seul remède, lui attribue la vertu de guérir tous les maux. On auroit tort de penser de même des qualités que j'attribue aux fontaines de Spa. Elles en ont de si grandes, que ceux qui prenent la peine d'écrire sur ce sujet, trouvent plusieurs gens peu experts dans la Physique qui ne veulent point ajouter foi à tout ce qu'on peut leur dire de plus fort & de plus évident. Je prie donc les incrédules de venir eux-mêmes aux eaux, & s'ils observent en les bûvant les règles que je donnerai, ils avoüeront infailliblement que ce

que

que j'en écris, est vrai. Ils trouveront presque tous les habitans de Spa,
exemts de douleur de tête, de catharres, de mal de cœur, de pierre, d'obftructions de la rate & du foie. Ils
n'en trouveront aucun qui ait la jaunisse, l'hydropisie, la goute, la rogne,
l'épilepsie.

Il faut boire les eaux avec prudence, & suivre une bonne règle : tous les
remèdes, les alimens même, pris sans
ordre, sans régime, & hors de tenrs
convenable, nuisent beaucoup à la
santé. Ainsi les eaux de Spa doivent
être bûes dans la faison, à l'heure du
jour qui leur est propre, & lorsque le
corps est bien préparé par les foins
d'un bon Médecin ; autrement elles
caufent de nouvelles maladies, au lieu
de guérir les vieilles. * Le miel pris
trop abondamment, se change en fiel,
& il n'est rien de si beau, rien de si
fain

* Ce que l'Auteur dit des conféquences du
mauvais régime auquel s'abandonnent ceux
qui boivent les eaux de Spa, n'est que trop
vrai ; car il ne manque pas d'année qu'il n'arrive quelque malheur à ceux qui les boivent
en defordre, tantôt la fiévre, une autre fois
l'enflure du ventre, des coliques, &c.

H 3

fain fous le ciel, qui n'ait fa lie & fes
faletés. Afin donc que les fontaines
de Spa, qui ont guéri une infinité de
perfonnes, ne perdent pas leur renom-
mée par la faute de ceux qui s'en fervent mal-à-propos, & qui au lieu
d'acquérir de la fanté, fe rendent malades, comme il eft arrivé l'année dernière
à un Gentilhomme Génois & à quelques
Flamans, je décrirai la manière dont
il les faut boire. On évitera, en fuivant mes confeils, les maux que ces
Meffrs. fe procurerent; les uns furent
attaqués de fiévres tierces & continues,
quelques autres eurent le ventre fi enflé, qu'on les prit pour hydropiques.
Je crois au refte qu'il eft utile que
j'apprene aux Lecteurs les caufes des
maladies des perfonnes dont je parle,
afin que d'autres évitent de fuivre leur
exemple, & qu'elles fe préfervent de
pareils accidens.

Il eft évident que la fiévre s'engendre dans nos corps, lorfqu'une chaleur
é rangère échauffe la chaleur qui nous
eft naturelle, & qu'elle l'allume ou
l'enflamme exceffivement. Dès que le
fang eft enflammé, on a auffi-tôt la
fiévre; mais quant aux autres humeurs,
comme le phlegme, ou la bile jaune,

ou

ou noire , felon Galien *Lib.* 2. *de Diff. Feb.* aux 4. premiers Chapitres, fi elles ne fe pourriffent, elles ne peuvent caufer la fiévre. Or, elles ne peuvent pourrir dans un corps dont les conduits font ouverts ; ainfi il faut néceffairement qu'il y ait des obftructions dans les corps fiévreux. Les eaux de Spa qui font diurétiques, entrainant aifément toutes les humeurs qu'elles rencontrent , jufqu'aux embouchures des veines, qui ne pouvant donner paffage aux humeurs qui viennent en grande abondance, fe bouchent de la même manière , qu'une bouteille longue & étroite, fi on la renverfe tout-à-coup. Les veines étant ainfi fermées, caufent une chaleur extraordinaire qui chaffe la naturelle ; & dès que les humeurs viennent à étre allumées, la fiévre ne tarde point à furvenir. La caufe de cette hydropifie foudaine, ou de cette tumeur qui reffemble à l'hydropifie, vient d'une même fource. L'eau de Spa s'échauffe dans l'eftomac, & quittant fa froidure actuelle, elle montre fa chaleur cachée qu'elle tient des mineraux ; tellement que lorfqu'elle rencontre un corps

H 4

ca-

cacochyme & farci de phlegme, elle réfoud ce phlegme en eau ou férofité, qui par fa pefanteur defcend & fe place dans le bas ventre qu'elle fait gonfler en très peu de tems. Cette enflure donne lieu de croire à bien des perfonnes qu'elles font hydropiques, quoique cela ne foit point. En effet, nous voions journellement que le même accident arrive à ceux qui continuent imprudemment plufieurs jours confécutifs de prendre des médecines laxatives ; auffi les fages Médecins, lorfqu'il eft queftion de fe fervir longtems d'apozèmes, ou de décoctions pour détacher le phlegme, tous les jours, avant que de donner la décoction, font prendre une dragme de trochifques d'abfinthe, *de capparibus, de eupatorio, de fpodio*, ou de quelque préparation femblable. Avicenne, au 7. Colliget, dit *avoir vû un homme, qui par le feul ufage du fyrop d'ofeille fimple, pris en trop grande abondance, étoit devenu hydropique.* Il eft vrai que lorfque cette maladie eft récente, & qu'elle provient d'une pareille caufe, on la guérit par une ou deux médecines. Plufieurs perfonnes, qui depuis quelques

ques années & dans le cours de celle-ci, ont été guéries par mon conseil, pourront certifier si ce que je dis n'est pas bien fondé.

JE viens actuellement à la méthode de boire les eaux. Les *Bobelins*, ou les étrangers qui viennent à Spa, joüissent d'une bonne santé, ou sont incommodés : s'ils sont sains & exemts de maladie, ils viennent pour leur plaisir aux fontaines, comme font les nouveaux mariés, les amans, les curieux &c. ; s'ils sont malades, c'est la nécessité qui les force à se rendre à Spa. Les premiers peuvent se contenter d'une simple purgation, comme d'une once de casse, & de deux scrupules de rheubarbe, ou de mechoacan, ou de trois onces plus ou moins de syrop de roses solutif avec l'agaric, ou bien de neuf ou dix dragmes d'électuaire lénitif, ou *benedicta laxativa*. S'ils ont le corps assez ouvert, comme il s'en trouve beaucoup qui chaque jour vont trois ou quatre fois à la selle, ils pourront commencer à boire le *Pouhon*, ou la *Geronstere*, qui pousseront facilement les matières du ventre, étant assez lâche de lui-même. Galien, *Lib. de Sa-*

nitate

nitate tuenda, dit que *plufieurs perfon-*
nes font accoutumées au printems & en
automne à vuider les excrémens, ou par
des potions médicinales, ou par des fon-
taines naturelles, où il y a du fouphre,
du bitume, ou du fel de nitre.

Les malades doivent avoir des remèdes propres à leurs maladies ; &
puifque la plûpart cherchent des médecines contre le phlegme, la bile &
la mélancolie, dont procédent les maladies defquelles nous avons parlé au
Chapitre 8. j'en ordonnerai plufieurs.
Deux raifons m'y engagent. Quoiqu'on
ne manque guères de Médecin aux
eaux, & que même en 1613. on en
ait compté jufqu'à quatorze de toutes
les nations, cependant le cas peut
arriver qu'on en foit en défaut ; on
aura de quoi y fuppléer par ces recettes. D'ailleurs, bien des perfonnes cherchent à éviter la dépenfe; ce
fera le vrai moïen de les fatisfaire,
en leur donnant lieu de fe choifir une
médecine utile & propre à ce qui les
incommode.

Je donnerai des remèdes communs
à la plûpart de ceux qui viennent à
Spa; mais il faut prendre garde que

les

les recettes que j'ordonnerai, font propres aux Apothicaires de notre ville de Liége, ou à ceux qui ont une boutique à Spa. Les Espagnols, les Anglois, les Hollandois & les François qui ont des drogues plus nouvelles que nous, qui reçoivent la rheubarbe, l'agaric, la manne, la caffe, la fcammonée plus fraîches, & qui retiennent les meilleures, ont des électuaires purgatifs compofés, dont fept à huit dragmes, détrempées avec une décoction cordiale, ou avec quelque eau diftillée, fuffifent pour purger; au lieu que des nôtres il en faut ordinairement dix dragmes : & quand nous nous fervons même de leurs remèdes chymiques, fi nous n'en prenons pas double dofe, nous perdons notre tems & notre argent.

Ceux qui auront pris médecine dans leur païs, ce qui eft à mon avis une très fage précaution, pourront évacuer à Spa avec une legère médecine ce qu'ils auront amaffé en chemin. Les autres trouveront à Liége, ou à Spa, les purgations dont ils auront befoin. Les perfonnes remplies de phlegme prendront.

R.

R. fol. salv. betonic. verben. majoran. ana
m. j. flor. cyper. anthos. primul. ver. pæon.
ocyn. caryophill. centaur. minor. ana
pugill. rad. galang. ænul. campan. ana
drach. iij. pyrethr. drach. j. fol. senn.
orient. unc. ij. agaric. mechoac. ana drach.
j. ſſ. Ebulliant in aq. ſ. q. ad uncias
IX. In colatura ſolve electuar. de dac-
tyl. de Sebeſten ana drach. vj. ſyrup. de
ſtœchad. Bizantin. jujubin. ana unc. j.
ol. cinnamom. ſcrupul. j. M. pro tri-
bus doſibus.

En voilà, ou pour trois jours confécutifs, ou en laiſſant un jour en-
tre-deux. Ou bien on peut prendre
ces tablettes.

R. ſpecier. electuar. de cartham. de ſuc-
co roſar. ana ſcrupul. iiij. ſpecier. elec-
tuar. ind. drach. j. cum ſaccharo aq.
majoran. & aniſ. ſoluto q. ſ. F. tabel-
læ, quæ ol. cinnamon. guttis aliquot
irrorentur, vel cum ſaccharo ſimplici
& ſyrupo de ſtœchad. f. boli.

L'on partagera ces tablettes en
trois parties égales pour le même uſage que la décoction ſuſdite. Ceux
qui

qui aiment les pillules , prendront celles-ci.

R. maff. pillul. fœtidar. drach. j. ff. cochiar fine quibus ana fcrupul. ij. trochifc. alband. fcrupul. j. Cum aq. cin. f. pillul. viginti una.

Il en faut fept à la fois , auffi-tôt qu'on eft éveillé du premier fommeil , & tacher de dormir une heure ou deux après.

Les bilieux, pour purger la bile, pourront prendre ceci.

R. capillor. vener. chicor. acetos. fonch. endiv. ana manipul. j. flor. rofar. violar. nymph. ana pugill. j. radic. gramin. aceto maccrat. afperag. quinque fol. ana unc. j. ff. tamarind. paffular. jujub. quatuor femin. frigid. ana drach. ij. Bulliant in f. q. feri lactis ad libram, in colatura folve electuar. de pom. folut. de turbit. cum rhabarb. ana unc. j. de Sebeften unc. j. ff. fyrup. oxifaci limon. ana unc. ij. ol. vitriol. ad aciditatem jucundam.

On diftribuera cette liqueur en trois bouteilles pour trois jours.

Si les pillules font plus agréables, que l'on prenne les fuivantes.

R. maff. pillul. aggregativ. arabic. aurear. ana fcrupul. j. diagrid. gr. iiij. cum aq. rofar. f. pillul. feptem.

En voilà pour une prife, qui fera reprife deux ou trois fois. Ou bien que l'on prenne :

R. pulp. tamarind. unc. ff. fucc. fumar. denfat. drach. ij. caff. unc. j. diagrid. gr. vij. F. boli.

Il faut avaler le tout dans une matinée ; on peut encore ufer de cette infufion.

R. rhabarb. elect. drach. j. ff. fpic. fcrupul. ff. Infunde in aq. endiv. & vin. alb. ana unc. ij. Mane folve in colatura fyrup. rofar. folutiv. compofit. unc. ij.

Qu'on prenne cela deux ou trois matinées.

Les mélancoliques fe purgeront de cette manière.

R.

R. flor. stœchad. sambuc. genist. epith. thym. centaur. min. ana pugill. j. herb. mercurial. fumar. puleg. serpil. cortic. median. samb. ana manipul. radic. polipod. helen. ana unc. ſſ. fol. senn. orient. tartar. alb. ana unc. ij. semin. citr. cartham. ana unc. ſſ. maceris drach. j. Bulliant in ser. lact. vel jur. capo. antiq. ſ. q. ad lib. j. In colat. solve confect. Hamec. electuar. ind. ana unc. ſſ. elect. catholic. drach. vj. ſyrup. de epith. de fumar. mell. mercurial. ana unc. j. ol. chalchant. q. ſ. ad acorem guſtui jucundum.

LES Médecins n'ordonnent pas souvent des pillules aux mélancoliques, parce que la principale cauſe de leur mal ſe trouvant dans la tête, il eſt néceſſaire d'attirer l'humeur de loin. Cependant les pillules ſont préferables aux autres médecines: mais auſſi-tôt qu'elles ſeront avalées, il faudra prendre un bouillon, ou une décoction convenable; car cette humeur eſt ſeche, gluante, & difficile à évacuer. C'eſt pourquoi il faut la combattre avec des remèdes liquides, qui l'humectent. S'il ſe trouve quelqu'un

aſſez

aſſez dégouté pour ne pouvoir avaler
d'autre remède que des pillules, celles-ci lui feront propres.

*R. maſſ. pillul. affaiereth. indar. de lapid.
lazul. ana ſcrupul. foetidar. ſcrupul. ſſ.
Cum ol. aniſ. q. ſ. f. pillul. ſeptem.*

Cinq ou ſix dragmes de *hiera Ruffi*,
(j'en j'ai fort ſouvent donné une once, & même plus) priſes avec du
ſucre ou du ſyrop en forme de *bolus*,
font merveilleuſement propres, ou
bien qu'on prenne ceci.

*R. eleɛt. cathol. drach. v. conſcɛt. Ha-
mcc. drach. iij. lapid. armen. præparat. ſcrupul. ij. Cum ſacchar. f. bolus.*

Comme il ſe trouve peu de
corps dans leſquels il n'y ait qu'u-
ne de ces humeurs peccantes, &
que la plûpart ont des humeurs mêlées, je conſeillerois à ceux-là cette
potion.

*R. herb. recent. endiv. betonic. lupul. ana
manipul. j. flor. hyperic. geniſt. ſam-
buc. keir. ana pugill. j. rad. acor. drach.
Bulliant in aq. ſ. ad unc. iij. In colat.*

lat. cui addider. vin. alb. unc. j. vel
ij. infunde per noctem rhabarb. pul-
verifat. drach. j. agar. drach. j. ſſ.
Mane in colatura folve elect. cathol.
drach. vj. ſyrup. oxy facchar. unc. j.
aq. cinnam. drach. ij. F. hauſtus.

Si quelqu'un veut ménager ſon argent, & s'il craint la dépenſe, ſoit par avarice, ſoit par indigence, qu'il demande à un Apothicaire neuf ou dix dragmes d'électuaire catholique, qui n'a aucun mauvais goût, de même que l'électuaire lénitif; qu'il les dilaïe dans quelque bouillon, ou dans du vin blanc, & qu'il en prenne deux ou trois jours, comme je l'ai dit. Au reſte, ceux qui ont des maladies difficiles à guérir, ſe trouveront mieux des décoctions dont je viens de donner les recettes.

Peut-etre que quelqu'un s'étonnera de ce que j'ordonne à tout le monde des purgations de trois ou quatre jours, puiſque ceux qui ont écrit avant moi, ne parlent que de purger une fois. Je penſe que trois ou quatre legères purgations ſont meilleures & plus ſalutaires, qu'une forte; car les remèdes doux purgent le premier jour l'eſtomac & les inteſtins que les Mé-

I

decins

decins appellent la *première région*; le deuxième elles vuident le foie, & en ôtent les obstructions commencées s'il y en a; le troisième elles nettoient les veines qui sont les seules réceptacles des ordures qui causent les maladies & la mort.

Je ne prescris aucun remède aux Princes & aux grands Seigneurs, parce qu'ils ont la plûpart un Médecin à eux, ou qu'ils menent à Spa quelque bon Docteur de Liége. J'ai donc omis expressément les recettes des extraits & des essences précieuses; ceux qui auront dequoi, pourront également en acheter, pourvû qu'ils en trouvent qui soient fidélement extraites.

Il est nécessaire de préparer le corps par quelqu'un des remèdes que j'ai prescrits; autrement les eaux entraineront avec elles les mauvaises humeurs, & augmenteront les obstructions. Ceux qui voudront avoir soin de leur santé, prendront tous les huit ou dix jours une médecine legère, & ce jour-là ils ne boiront pas les eaux; mais attendront jusqu'au lendemain * : elles

paf-

---

* J'approuve le conseil qu'il donne de se purger tous les huit ou dix jours, & de ne

pas

pafferont plus facilement ; tous les excrémens étant vuidés par divers conduits, elles laifferont le corps très-fain & très-difpofé. Je fouhaite que les Médecins prefcrivent cette règle à leurs malades, & qu'ils fe fouviennent que ceux qui n'obfervent pas un grand régime dans leur nourriture, courent rifque de fe procurer de grandes incommodités, s'ils ne fe purgent au huitième ou dixième jour.

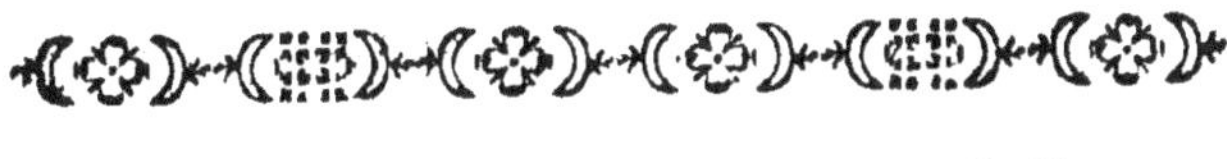

CHAPITRE XI.

REMEDES PROPRES POUR QUE LES EAUX FASSENT LEUR OPERATION EN PEU DE TEMS.

COMME il eft peu de gens qui puiffent boire les eaux en telle quantité pas boire ces jours-là de l'eau minerale, aiant fouvent vû de mauvais effets d'un purgatif pris le matin, après avoir bû les eaux. On peut cependant dans la vûe de fe tenir le ventre libre, fe lâcher le ventre avec fix dragmes de fel d'Ipfon, fondu dans le premier verre, ou bien avec deux dragmes de bon fel polychrefte.

tité que j'ai dite , pendant le tems qu'il eſt néceſſaire , je donnerai , pour uſer des termes uſités par les Alchy-miſtes , quelques remèdes ſpécifiques , & propres aux maladies guériſſables par ces eaux. On prendra ces remè-des en quelle forme qu'on les ait mis, ſoit en tablettes , conſerves , opiates , pillules , une demi heure ou une heu-re avant les eaux. Si quelqu'vn n'ai-me pas le goût de ces remèdes , ou s'il craint de les vomir , il les avalera dans le premier ou ſecond verre d'eau de Spa : la vertu diurétique de ces eaux acides les pouſſera ſi facilement, qu'ils porteront leur vertu à la partie offenſée qu'on veut ſecourir.

Commençons donc par le cer-veau trop humide , ou par ceux qui ſont remplis de catharres. Je crois que pluſieurs perſonnes s'étonneront de ce que je ſoutiens que les eaux de Spa ſont propres à ce mal ; tous les Médecins diſent avec l'école de Saler-ne :

Jejunes , vigiles , ſitias , ſic rheumata cures.

Jeunez , veillez , ſouffrez la ſoif , & vous guérirez du rhume.

Ils

Ils croient, comme il eſt vrai, que la guériſon ſe fait par des choſes contraires au mal; or, les jeûnes, les veilles & la ſoif qui deſſéchent, doivent être des remèdes convenables pour combattre l'humidité du cerveau, ſource & mere des catharres. J'ai dit ailleurs que les eaux de Spa ſont *actuellement* humides, mais *potentiellement* fort chaudes & ſeches ; c'eſt-à-dire qu'elles rechauffent & deſſéchent, & que par ce moïen elles ôtent les défectuoſités de l'eſtomac & du cerveau.

Les gens catharreux, ou rheumatiques, prendront une cuillere ou deux du ſyrop ſuivant.

R. viſc. querc. rad. & ſemin. pæon. lign. alo. ſaſſaf. odori non carioſi, ſcob. ebor. ſcob. corn. cerv. apto tempore, hoc eſt cum in furias, ignemque ruerunt, collecti, quod fere fit a medio auguſti ad idus ſeptembris aut paulo poſt, ana unc. ſſ. cort. citr. ſicc. corallor. præparat. piper. acor. ver. zedoar. galang. junip. ana drach. iij. flor. ſtoechad. lilior. convall. pæon. betonic. lavend. ana pugill. j. ſſ. Bulliant omnia in ſ. q. aq. ſtillat. lilior. convall. pæon. flor. tili. ad lib. ij. In colat. ſolve ſacchar. roſat.

per

perlat. q. f. Coque ad confiftentiam fy-
rupi apprime coĉti.

CEUX qui feront fujets aux étour-
diffemens , à la paralyfie , ou aux
tremblemens , fe pourront fervir du
même remède, & ceux qui font peu
pécunieux, prendront la groffeur d'u-
ne noix ou environ, de ce qui fuit.

R. baccar. laur. junip. ariftolog. rotund.
pyrethr. zedoar. rad. ariftolog. ans
drach. ij. Excipe omnia melle anthofa-
to fimplici, & duc in formam eleĉtuarii
folidi.

Nos Apothicaires Liégois ont depuis
quelques années une eau catharralle,
dont la recette leur a été donnée par
feu mon beau-pere Thomas de Rye,
qui l'avoit eue de l'illuftre & généreux
Jean Curtius, Seigneur d'*Oupei*, à qui
le Prince de Parme Alexandre Farne-
fe l'avoit communiquée comme un très-
grand fecret. Je prefcrirai ici cette
recette, & je puis affûrer qu'il n'y a
point de remède auffi efficace, fi l'on
en prend une cuillere ou deux lorfqu'on va fe coucher ; mais quand on
eft à Spa, on doit changer de méthode

de & en prendre tous les matins en commençant de boire les eaux. Il faut aussi s'en frotter très-souvent les temples pendant la journée. Voici cette excellente recette.

R. flor. salv. rorismar. lavend. caryophyll. nuc. moscat. cinnam. facchar. ana unc. ij. granor. parad. mac. zedoar. femin. coriand. piper. long & nigr. ana unc. j. fol. ruth. abfynth. ana drach. ij. pom. aurant. incis. N°. j. Omnia groffo modo tufa macerentur in vini Cretici vel Hifpanici lib iiij. vini Rhenani optimi lib. vj. per menfem; dein diftillentur per arenam.

CEUX qui ont les yeux rouges, la face vermeille & boutonnée, boiront avant les eaux de Spa un verre d'eau diftillée ou bouillie de lierre terreftre, ou rampante le long des buiffons, dont ils fe laveront auffi le vifage & les yeux.

LES perfonnes tourmentées du hoquet, après avoir purgé leur eftomac par l'ufage de la *hiera*, fe trouveront fort foulagées en bûvant les eaux. Celles qui auront le hoquet provenant d'une caufe chaude, prendront la pou-

I 4

dre

dre de *diarrhodon abbatis*, foit en tablettes, ou en conferve mêlée avec le fyrop de groffeille, ou d'épine vinette. Si cela ne les guérit point, elles uferont de deux ou trois fcrupules de *philonium romanum* avec le fyrop de pavôt & l'eau de menthe & d'abfinthe. Lorfque je traitois la Demoifelle dont j'ai fait mention, comme les médicamens décrits ne faifoient pas les effets que j'aurois fouhaité, j'ajoutai chaque jour trois ou quatre grains d'*opium*. Si le hoquet vient d'une caufe froide, on fe fervira de cette ordonnance, dont on prendra la groffeur d'une noix.

R. fcænanth. calam. aromat. anif. fal. menth. abfynth. ana drach. j. croc. lign. aloe fuccin. caryophyll. alte alexand. ana fcrupul. ij. coriandr. cum fucco cydon. præparat. caff. lign. ana fcrupul. j. conferv. aurant. unc. ij. cum facch. aq. anis. folut. q. f. F. electuarium.

Ceux qui ne retiennent pas les eaux ni les alimens, frotteront la région de l'eftomac de cet onguent.

R.

R. ol. mafticini unc. j. ol. mac. unc. ff.
Specier. aromat. rofat. fcrupul. ij. ceræ
parum. F. unguentum.

ILs boiront un peu de vin d'Ali-
cante, dans lequel on aura bouilli des
racines de coignaffier, ou bien ils man-
geront des racines d'*acorus verus*, ou de
gingembre, ou d'*anthora*, ou d'*eryngium*
confites.

CEUX qui ont la jauniffe, ou des
obftructions au foie & à la rate, les
femmes qui n'ont pas leurs mois, ont
éprouvé cette année les effets merveil-
leux d'une recette que leur a prefcrite
le docte Guillaume Paddy.

R. trochifc. de capparib. de eupator. ana
drach. ij. femin. cyphet. drach. j. ff.
gum. ammon. vino generofo folut chalyb.
præparat. ana drach. j. fpecier. aromat.
rofat. fcrupul. iiij. falis cochlear. ab-
fynth. ana drach. ff. diagalang. fcrupul. j.
conferv. flor. calendul. unc. ij. Cum
fyrup. Byzantin. & de corticib. citr. q.
f. f. opiata.

LES graveleux, & ceux qui font
tourmentés par la pierre & par le fa-
I 5

ble,

ble, boiront l'eau de *Heurnius*, faite par infolation devant le feu, dont voici la compofition. Prenez de l'eau de vie, de l'eau de fraife & de perfil, de chacune deux livres, de la malvoife ou du bon vin d'Efpagne une livre. (La livre médicinale eft une chopine de Liége à peu près) Mêlez toutes ces eaux, & puis ajoutez-y une livre de fucre candit pulverifé. Digérez le tout quelques jours en été au foleil, & en hiver au feu, le remuant fouvent pendant le jour ; ou bien fi vous êtes preffé, remuez-le jufqu'à ce que le fucre foit fondu : puis laiffez-le un peu repofer, & paffez-le par un linge. Bûvez-en le matin & une heure avant de fouper trois cuilleres. C'eft un remède très agréable à tout le monde, & que je n'ai guères vû ne point produire un bon effet. Je m'en fuis fervi avec fuccès, il y a plus de quatorze ans.

On peut encore ufer de trois ou quatre dragmes de l'électuaire *diaspermaton Fernelii.* J'ai ordonné heureufement à ceux qui ont un ulcère aux roignons, ces pillules.

℞ *Oliban. maftich.* ana *unc.* ſſ. *gumm.*
Arab.

Arab. cerasor. tragacant. ana drach. ij.
semin frigidor mundat. ana drach. j. ss.
trochisc. Alkekeng. drach. iij. extract.
cort. rad. jusquiam. croc. ana drach. ss.
Cum syrupo de alth. Fernel. f. massa,
de qua deglutiat drach. j.

Pour la gonorrhée, voici une poudre qui se donne avec succès, tant aux hommes qu'aux femmes. On en doit prendre une dragme, deux fois par jour.

R. gum. Arab. tragacant. carab. mum. bol.
armen. mandibul. luc. capul. gland. se-
min. vitic. cannab. parum tosti ana
unc. ss. F. pillul. cum syrupo myrtill.
vel terebinth. cypr.

CEUX qui font pleins de vers, s'ils font riches, prendront la pierre de bezoard avec la raclure de corne de cerf, ramassée au tems que j'ai dit. Les pauvres se serviront de la coralline, ou du mercure tout crud, seulement passé par du cuir blanc, jusqu'à ce qu'il ne le tâche plus. C'est la recette de Mathiole, de *Fallopius*, de *Massa*, *Gesnerus*, de *Crabo*, de Félix *Platerus* & d'autres ; ainsi personne n'en doit avoir aucune crainte.

CHA-

CHAPITRE XII.

LE TEMS QU'IL FAUT CHOISIR POUR BOIRE LES EAUX DE SPA.

C'EST avec raifon que l'ingénieux Ovide difoit *, *qu'une liqueur bûe dans un certain tems, rétabliffoit la fanté, & dans un autre caufoit la mort.* Il en eft de même des eaux de Spa : fi on ne choifit une faifon de l'année convenable, & l'heure du jour favorable, elles nuiront, au lieu d'être utiles.

Tous les tems ferains & fecs † font gé-

---

* *Temporibus medicina valet, data tempore profunt,*

 Et data non apto tempore, vina nocent. Ovid.

† Ce qu'il dit du changement qui furvient aux eaux lorfqu'il pleut fort, ou bien lorfque le ciel eft couvert, eft véritable en partie; mais ce changement ou cet affoibliffement de leur force, ne provient pas toujours du mélange de l'eau de pluye avec la naturelle. Il n'y a que celle de la *Sauveniere* qui y foit fujette, les autres ne fouffrent aucune altération par le mélange d'une eau étrangère, parce qu'elle n'y entre jamais; elles font même toujours fortes lorfque le vent fouffle d'Orient ou

du

généralement propres à boire les eaux.
Quand il pleut, ou lorſque le ciel eſt
couvert d'épaiſſes nuées prêtes à tomber & à ſe réſoudre en eau, les ſources
de

du Nord, quand même il tomberoit alors beaucoup de pluye : mais elles perdent leur force
& vigeur, lorſque le vent tourne au Sud, ou
au Sud-Weſt ſans qu'il tombe de pluye. La
cauſe de ces variations réſide dans la qualité
de l'air, qui alors devient plus chaud *, qui
entrant dans les entrailles de la terre, raréfie
celui qui eſt enfermé dans nos véſicules martiales, & enfin par ſon élaſticité les briſe,
renverſant toute leur ſtructure ; de manière
que l'acide volatil qui étoit figé dans leur
extérieur, eſt tellement ſecoüé qu'il ſe perd
& s'évapore. Alors l'eau n'eſt pas ſeulement
ſans force, mais elle paroît auſſi un peu trouble ; ce qu'on peut attribuer aux lambaux des
bulles ou veſicules briſées qui nagent ſans ordre dans la maſſe de l'eau. Il arrive pourtant aſſez ſouvent que les eaux de Spa étant
devenues mauvaiſes par ce changement de vent,
elles deviennent quelquefois bonnes au milieu de la pluye lorſqu'elle continue, & que
le vent reſte au Sud. On ne peut rendre
raiſon de cette bizarrerie, qu'en diſant que
la continuation de la pluye aiant refroidi la terre, & le vent qui paſſe au travers aiant perdu
ſa chaleur, il ne trouble plus l'ouvrage de la
nature en ceſſant de faire crever les veſicules.

* Comme on le prouve par le Barometre, qui alors
monte dans le tuyau quatre à cinq lignes plus haut
que dans l'air extérieur.

de Spa perdent beaucoup de leur vertu & de leur force : car les vapeurs groſſières & les pluyes s'y étant mêlées, leur acidité naturelle diminue, & elles acquiérent un goût qui n'eſt pas beaucoup différent de celui de l'eau commune. Les étrangers éprouvent quelquefois cet inconvénient avec regret, quand après avoir fait de longs & périlleux voïages par mer & par terre, avec beaucoup de fraix & de peine, ils rencontrent un été pluvieux, comme celui de l'an 1614. ils boivent alors une eau inſipide, & qui n'a preſque rien de piquant.

Dans l'été & au commencement de l'automne les jours ſont ordinairement plus beaux, plus ſerains, & le tems, où le ſoleil parcourt notre horizon, eſt plus long & plus commode pour voïager. D'ailleurs mille choſes nous invitent à la promenade ; nos corps échauffés boivent les eaux avec plus d'appétit & plus de contentement. Voilà pourquoi les Médecins en général jugent ce tems plus propre que les autres à ſe rendre à Spa.

Les Allemans & les Flamans diſent qu'il faut éviter de boire les eaux dans les

les mois où se trouve un R. Iis ont fait de ce proverbe un mauvais vers. Latin *, & Allemand. Ils ne veulent donc pas permettre qu'avant le mois de Mai, ou qu'après celui d'Août on boive les eaux. S'ils fondent leur opinion sur ce que dans les fontaines, dans les étangs, dans les lacs on trouve au printems la semence des grenouilles, des crapeaux & d'autres insectes, & que dans le commencement de l'automne les sources sont pleines de feuilles tombées des arbres & des hayes, dont la pourriture gâte la pureté, je me range volontiers de leur côté ; mais s'ils veulent comprendre dans leur proverbe les eaux de Spa, je suis d'une opinion tout-à-fait contraire à la leur. Car au printems, en automne, & au cœur de l'hiver même, lorsque tout est gelé, & que la glace couvrant la terre, n'en échauffe pas seulement les semences, ni même aussi les mineraux, ces eaux se prennent avec succès. Il y a quatorze ans, que la Princesse Henriette de Rohan les but par mon conseil & en ma présence jusqu'au vingtième de Septembre : elles lui furent

ſi

* *Menſibus, in quibus R, non debes bibere* water.

ſi utiles, qu'elle en a laiſſé un monument dans un tableau attaché près de la *Sauveniere*.

J'ai connu pluſieurs autres perſonnes qui ont été guéries auſſi heureuſement que cette Princeſſe. Un bourgeois d'Anvers, qui avoit un ulcère aux roignons, but les eaux de Spa pendant trois hivers entiers, & fut délivré de cet ulcère.

Si l'on veut faire attention à la cauſe phyſique qui rend les eaux utiles dans la ſaiſon la plus froide, on verra qu'au milieu de l'hiver, lorſque par *l'antipériſtaſe*, ou oppoſition du froid, la chaleur ſe retire dans les entrailles de la terre, les eaux de Spa doivent être très acides & très acres; ce que j'ai trouvé véritable par l'expérience. Le Duc de Mantoue, d'heureuſe mémoire, aiant commandé à feu mon beau-pere & à moi, il y a vingt ans, de lui envoier deux cens bouteilles du *Pouhon*, nous les fimes remplir en notre préſence la veille de Noël, lorſqu'il avoit gelé pluſieurs jours conſécutifs. Aiant gouté l'eau, nous la trouvames plus piquante qu'elle ne l'eſt dans les jours caniculaires; j'ai éprouvé pluſieurs autres fois la même choſe. Ceux

qui

qui voudroient cependant faire ufage des eaux en hiver, devroient les boire vis-à-vis d'un bon feu, dans un poë-le, ou dans une chambre bien chaude; car fi l'on vient à fe refroidir en les bûvant, ce que *Fallopius* dit être arri-vé à lui-même & à d'autres, on court rifque de tomber en paralyfie ou en convulfion.

LORSQU'IL n'a pas fait froid pen-dant l'hiver, les eaux ne font pas fi bonnes que dans un autre tems.

IL eft certain que l'air pur de l'été, la foif qu'on fouffre plus alors que dans une autre faifon, & le tems propre à fe promener, ont rendu les mois de Mai, de Juin, de Juillet & d'Août préferables à tous les autres. Les Magiftrats Liégeois en font perfuadés: ils fe rendent en foule à Spa, dès que les vacances arrivent, & que les gran-des chaleurs ont interdit les remèdes, felon Hippocrate, qui dit que *lorfque la canicule fe leve & avant qu'elle ne foit levée, les purgations font défendues.*

SI pendant l'été il furvient une pluye qui dure une nuit & un jour, il faut quitter l'ufage des eaux, au moins de celles de la *Sauveniere*, qui fe ref-

K

fent

fent auffi-tôt de l'approche de l'eau du ciel; ce qui arrive plus tard à la *Geronftere*, & peu ou point au *Pouhon*, fi ce n'eft après plufieurs jours. J'ai vû que par une pluye, qui avoit duré cinq jours, il n'étoit pas beaucoup changé en force & en acrimonie accoutumée. Ce que je viens de dire, fuffit pour les mois & les jours où l'on doit·boire les eaux: venons à l'heure.

J'ai fouvent écrit, & je le répete encore, qu'il faut prendre toute chofe diurétique ou qui fait uriner, dans les tems les plus éloignés des repas, lorfque le corps eft le plus vuide des alimens, & que l'eftomac s'eft déchargé & a fait entiérement la digeftion. Cela arrive pour l'ordinaire à la pointe du jour, après que le foleil a été une heure ou deux levé, & lorfque la chaleur n'empêche pas encore la promenade, qui femble néceffaire aux bûveurs d'eau de Spa. Je dis une heure ou deux après que le foleil eft levé; car vers le midi les eaux perdent leur force & s'affoibliffent, principalement la *Sauveniere*, parce qu'alors les efprits vitrioliques font facilement élevés

vés par l'ardeur du soleil, qui est à
on plus haut point. On doit donc commencer à six, sept, huit, ou neuf heures à boire les eaux, lorsqu'on a vuidé
le corps par le nez, la bouche & les
oreilles, & qu'on a déchargé les boyaux
& la vessie. Il faut diner à onze,
douze, ou une heure, selon qu'on a
rendu les eaux, & quand l'appétit,
qui vaut mieux que toutes les horlo-
ges du monde, avertit qu'il est tems
de se mettre à table.

CHAPITRE XIII.

DE QUELLE MANIERE IL FAUT BOIRE LES EAUX DE SPA.

PARMI les personnes qui viennent
à Spa, il y en a qui ont de la
peine d'aller à la fontaine à pied, à
cheval, ou en carosse; d'autres sont
si foibles, qu'elles ont besoin de por-
te-faix qui les y portent en chaise;
quelques-unes sont si malades, qu'elles
gardent le lit par nécessité, & qu'elles
ne peuvent en bouger. Les premières doivent aller de bon matin, à leur

heure

heure marquée, à la *Sauveniere*, pour-vû que le tems soit beau & qu'il ne soit pas couvert, à jeun; ou si bon leur semble, après avoir pris vingt ou vingt-cinq onces de *Pouhon*. Les se-condes s'y feront transporter en chaise à porteur, ou par quelque autre voi-ture. Les troisièmes se feront porter l'eau de la *Sauveniere*, ou d'une autre fontaine, selon l'ordonnance de leur Médecin, & la boiront au lit, ou au-près d'un bon feu.

LORSQU'ON sera arrivé à la fon-taine, comme le chemin est pierreux & assez difficile, si l'on est fatigué & hors d'haleine, on doit se reposer quelque tems. On commencera ensuite à boire les eaux, en se promenant après cha-que verre qu'on aura pris; car la pro-menade rechauffe les viscères, qui par ce moïen tirent l'eau plus abondam-ment.

COMME l'eau de Spa a une froi-dure actuelle, ennemie de l'estomac, dont la digestion se fait par la chaleur, la plûpart des bûveurs prenent un peu d'anis ou de fenouil sucré, ou sans sucre. Je conseille ordinairement de prendre une demi tablette de cette re-cette, ou de quelque autre semblable.

R.

R. fpecier. aromat. rofat. diambr. pleres archon. ana drach. j. diatrion pipereon. fal. abfynth. ana drach.ff. Cum facch. aq. anis. vel ciunam. folut. q. f. f. tabell. ut man. Chrift. quæ linguam non nimis feriant.

EN voici une autre.

R. fpec. diacumin. rofat. novell. ana drach. j. mac. fcrupul. j. facch. aq. cinnam. folut. q. f. F. tabell. guftui gratæ.

LES pauvres pourront fe contenter de la racine de zédoaire, de galanga, d'alant, d'angélique, d'acorus, de noix mufcade, ou de fa fleur.

ON me demandera fans doute quelle eft la quantité d'eau qu'il faut boire. Maître Pierre Pigrai, Chirurgien de Paris, dit à la fin de fon Traité fur la Chirurgie, *qu'il faut en boire au commencement dix onces par jour, & dans la fuite vingt, tout au plus.* On ne doit *pas prendre garde,* ajoute-t-il, *à la quantité de l'eau de Spa, mais feulement à fa qualité ou vertu.* Tabernæmontanus, dans fon Livre des Fontaines d'Allemagne, dit *qu'il faut commencer par feize onces,*

& monter par dégré à une quantité trois ou quatre fois plus considérable. Je suis d'une opinion contraire à ces senti-mens. L'expérience, la seule maitresse qui doit donner les règles de boire les eaux, nous enseigne que tous ceux qui en boivent peu, n'en retirent aucun profit ; mais en reçoivent au contraire un grand dommage. On en a vû, il y a quatre ans, une triste preuve dans la femme d'un Milord, Gouverneur de la Bryle, qui aiant eu pendant assez long-tems une dureté à la rate, & étant par conséquent attaquée d'une fiévre quarte, vint à Spa par l'ordre de plusieurs savans Médecins, & n'y put jamais boire plus de trente onces d'eau. Je fus mandé pour lui donner mon avis. Je lui conseillai de reprendre la route de sa demeure, si elle ne vouloit retourner plus malade chez elle, ou mourir à Spa. Elle eût fait sagement, si elle avoit voulu me croire ; mais aiant continué de boire les trente onces, il lui survint premiérement une fiévre tierce, qui après huit jours dégénera en quarte, & qui la mit au tombeau.

Ceux qui boivent une grande quantité

-tité d'eau, en reçoivent un grand bien. J'en ai vû l'exemple dans le Vifiteur des Chartreux, qui tous les matins en bûvoit trois cens cinquante onces. Journellement on trouve des perfonnes qui furpaffent le nombre de trois cens onces; ce qui paroît exceffif. J'établis donc qu'on doit en boire autant qu'on peut, pourvû que l'on rende bien les eaux: le favant Médecin Monfieur de la Framboifiere eft de mon opinion. Au refte, que chacun confulte fon eftomac pour favoir quelle quantité d'eau il prendra, & qu'il fe fouvienne toujours de la maxime, qu'il n'eft pas de meilleure règle pour favoir ce qu'il faut faire pour fa fanté, que d'avoir égard à ce dont nous recevons du bien ou du mal. On peut appliquer aux eaux ce qu'Hippocrate a dit au Liv. *de Veter. Med.* touchant le régime de vivre: *Tu n'auras pas égard aux poids, ni aux nombres; car rien ne te peut affûrer, que le reffentiment du corps de celui qui les prend.* Le même Auteur, au Liv. *de Locis*, dit encore: *Nous préfenterons autant de viande & de boiffon, que les corps de ceux qui les prennent, pourront fupporter.* Ciceron a reconnu cela

K 4

dans

dans ſon Liv. 2. *de Offic.* * Voici comment il s'explique : *Que chacun entretienne ſa ſanté ſelon la connoiſſance qu'il a de ſon corps, & ſelon l'obſervation des choſes qui ordinairement lui profitent ou lui nuiſent, & qu'il s'abſtienne des alimens ſuperflus.*

Ceux qui ont bû autrefois les eaux de Spa & qui s'en ſont bien trouvés, peuvent bien dès le premier jour en boire une bonne quantité, pourvû qu'ils ne chargent point leurs eſtomacs ; car auſſi-tôt qu'ils le ſentiront appeſanti, ou chargé comme d'un poids extraordinaire, il n'en faut plus boire ce jour-là. Les perſonnes qui n'y ſont pas accoutumées, ou qui ne les ont jamais goutées, doivent prendre un verre ou deux de dix ou douze onces chacun ; & le lendemain doubler la quantité, continuant cela juſqu'à ce qu'elles ſoient arrivées à une meſure qui rempliſſe l'eſtomac ſans le beaucoup charger.

S'il

---

* *Suſtentatur valetudo notitia ſui corporis, & obſervatione earum rerum, quæ res, aut prodeſſe ſoleant, aut obeſſe, & continentia in victu omni atque cultu corporis tuendi cauſa, & prætermittendis voluptatibus ; poſtremo arte eorum quorum ad ſcientiam hæc pertinent.* Cicer. *de Offic.* Lib. 2.

S'il y a quelqu'un qui s'étonne qu'au commencement je conseille de boire une si grande quantité d'eau, qu'il life *Ætius* Liv. II. chap. 30. Il ordonne *à ceux qui voudront prendre des eaux médicinales pour les maux de la veſſie*, comme font celles de Spa, *d'en prendre le premier jour trois chopines*, qui font plus de trois livres médicinales, *&* *les jours ſuivans d'en boire une double quantité*, qui fait un pot & demi de Liége, ou bien une bouteille & demi de Spa. Je penſe que cela convient à ceux qui y font accoutumés, puiſque Dioſcoride dit que ceux qui veulent boire du petit lait au printems, en doivent prendre pour la première fois cinq chopines. *Fallopius*, habile Médecin Italien, & un des premiers Practiciens de ſon tems, a auſſi ordonné à ſes malades de prendre dès le premier jour quatre ou cinq livres de ces eaux. Ecoutons encore Hippocrate, qui au Liv. 4. *de Ratione victus in morbis acutis*, *textu* 29. ordonnant le lait d'aneſſe, veut qu'on n'en prenne pas moins de douze *cotyles*, ajoutant que ceux qui font robuſtes, doivent ſurpaſſer la ſeizième *cotyle*; la *cotyle* contient cependant neuf onces de notre

K 5

me-

mesure. C'est pourquoi j'ai souvent ordonné, & avec une très grande utilité, à ceux qui vomissent aisément, de boire une si grande quantité d'eau, qu'ils fussent obligés de la vomir. Par ce moïen ils déchargeoient avec elle un phlegme visqueux & gluant, qui empéchoit la digestion & bouchoit les passages non seulement aux eaux, mais encore à la nourriture ordinaire. Une demi heure après, je commandois à ces personnes qu'après avoir pris une ou deux tablettes dont je viens de prescrire la recette, elles bussent encore les eaux, mais en moindre quantité.

Cette maxime sera très utile si on la suit pendant plusieurs jours, & même pendant une semaine entière. Aux jeunes filles qui ont les pâles couleurs, & à celles qui font remplies de mauvaises humeurs, le précepte que je donne, est tiré de Galien au Liv. 5. *de Usu partium*, où il dit *qu'aux corps cacochymes un doux vomissement*, comme est celui causé par les eaux de Spa, *est très sain & surpasse toute autre médecine. Il nettoie la source des humeurs peccantes, il vuide ce qui est au fonds & dans les plis de l'estomac, il ôte ce qui se*

trou-

trouve dans les cavités du foie & de la rate, & toutes les humeurs superflues du pancreas ; il fait sortir entièrement ce que la hiera & d'autres médecines, quelque fortes qu'elles fussent, ne pourroient faire évacuer par le bas, le chemin du vomissement étant sans comparaison plus court que celui de la purgation par l'anus. Le vomissement purgeant l'intérieur, soulage consécutivement la tête & tout le corps ; c'est pourquoi il convient dans toutes les incommodités qui sont dans les parties voisines du cœur & qui proviennent de leur impureté. Il soulage ceux qui ont perdu l'appétit, ceux qui vomissent ou qui ont toujours envie de vomir, ceux qui ont l'estomac & les parties voisines du cœur remplis de ventosité. Il convient à ceux qui ont la jauniffe & les pâles couleurs ; il est salutaire dans les fièvres intermittentes, dans les migraines, dans les vertiges, dans le mal caduc, dans toutes les maladies de la tête & des parties des environs du cœur, & dans toutes celles qui en proviennent. Voilà les termes dont se sert Galien ; je n'ai fait que les copier.

FEU mon beau-pere, Thomas de Rye, a sagement ordonné à toutes les personnes qui vont à Spa, de boire la quan-

quantité d'eau qui leur fera preſcrite, le plûtôt qu'il leur fera poſſible ; c'eſt-à-dire dans une demi heure ou environ. *Fallopius*, pag. 267. de ſon grand volume, eſt de cette opinion : la plûpart des autres Auteurs ſoutiennent le contraire ; mais l'expérience les condamne, & tous ceux qui ont fréquenté Spa, les condamneront de même.

Que perſonne ne s'étonne de ce que je renvoie ſi ſouvent mes Lecteurs à l'expérience. L'eau de Spa eſt un remède empyrique, mis en vogue par cette même expérience, & on voit arriver à cette eau ce qu'on trouve dans la thériaque & le mythridate. Si l'on regarde la deſcription de ces deux compoſitions, on verra pluſieurs drogues qui paroiſſent ſuperflues, & même contraires ; elles guériſſent cependant un nombre infini de maladies. La même choſe arrive dans les eaux de Spa, comme je l'ai dit à la fin du Chap. 8. Il faut les avoir éprouvées pour s'y fier ; & lorſqu'on a vû & connu que pluſieurs maladies incurables par tout autre remède, ont été guéries par les eaux, on ajoute foi entière aux témoins oculaires qui écrivent ſur leurs qualités.

Les

Les Anglois, dès qu'ils ont pris les eaux, fument du tabac; ce que je ne trouve pas mauvais. Je crois même qu'ils feroient encore mieux de l'avaler, ou tout au moins de le retenir plus long-tems, au lieu de le rendre d'abord par la bouche & par les narines. Il n'y a point de doute que la fumée du tabac allumé & chaud comme le feu, n'aiant d'autre issuë que par l'estomac, n'y descende & n'y rechauffe les eaux, & que par ce moïen elle ne précipite la sortie de celles qu'on a bûes.

Apre's avoir pris les eaux, il faut faire quelque exercice. J'ai remarqué que celui qu'on fait sur un cheval qui trotte, ou dans un carosse, est plus utile que celui qu'on fait en marchant à pied; car alors la sueur vient aisément, & la férosité du sang détournée sort en moindre quantité par les urines. Ceux qui font à cheval, ou en voiture, pressent les muscles du bas ventre & de l'estomac, & souffrent une plus forte agitation : ainsi les eaux plus échauffées, sortent plûtôt par les urines; c'est ce que l'expérience fera connoître à tout le monde.

Quelques personnes, dès qu'elles

les font retournées au logis, vont fe coucher dans leur lit qu'on a pris foin d'échauffer, elles rendent les eaux très promptement. Il y a trois ans, que la Préfidente du Mefnil, Parifienne, & quelques marchands Flamans fe trouvoient bien de cet ufage.

Quant à la durée du tems qu'il faut boire les eaux, on n'en fauroit donner une règle générale: chacun, felon qu'il fera foulagé, pourra continuer pendant vingt, trente, quarante, ou foixante jours, & même pendant un an entier. Ceux qui ont des maladies longues, doivent revenir à Spa plufieurs années, & y obferver toujours les mêmes ufages. *

CHA-

---

* Tout ce que l'Auteur dit dans ce Chapitre, eft très bon, & doit être bien obfervé par les bûveurs. Je trouve cependant qu'il néglige de recommander une chofe qui me paroît effentielle; c'eft de faire connoître comment on doit fe régler en bûvant les eaux, lorfque le tems pluvieux les a rendu mauvaifes. Il y a long-tems que j'ai remédié à cela, en faifant remplir une douzaine de bouteilles d'eau de la fontaine qu'on veut boire, lorfqu'on la trouve bonne, les bien boucher avec du meilleur liége, les poiffer, & puis lier de la veffie par deffus, afin d'empêcher que le volatil ne s'échappe. On les tranfporte enfuite à

la

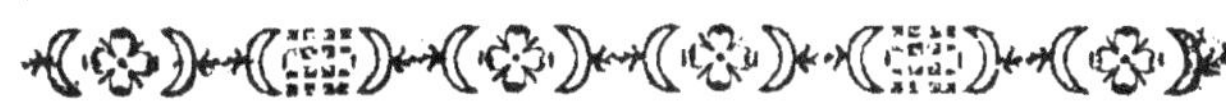

CHAPITRE XIV.

REGIME DE VIVRE POUR LES BUVEURS D'EAU DE SPA.

SENEQUE, Auteur excellent, donne dans son Livre de la Tranquillité de l'ame, un régime de vivre fort propre à tout le monde. *J'aime, dit-il, une viande peu affaisonnée, promptement aprêtée, & qui passe par peu de mains, dont le goût ne soit point rare, que l'on trouve par-tout à bon prix, qui soit propre au corps, & qui ne provoque pas l'estomac à la faire sortir, par où elle est entrée.*

ON doit suivre à Spa ces sages maximes, & y manger des viandes ordinaires, faciles à digérer, & qui soient bien nourrissantes. Messrs. Gherinx

la cave de la maison où on est logé, & lorsque le tems ne permet pas qu'on aille à la fontaine, ou que l'eau se trouve mauvaise à la source, on boit dans sa chambre de celles qui sont mises à la cave, qui sont très bonnes si l'on veut se contenter de boire la moitié, ou les deux tiers de la bouteille.

rinx & de Rye ont eu raison de condamner les ragouts farcis d'épiceries & de beaucoup de graisse. *Disarus*, très savant Médecin, dit au Liv. 7. *de Marcobe* Chap. 4. qu'il faut se garder de viandes qui donnent de l'appétit au-délà de la faim & de la soif ordinaire, comme font les ragouts & les sauses, qui par leurs goûts recherchés excitent l'homme à manger deux ou trois fois plus qu'il ne peut bien digérer. Quant à moi, je conseille l'usage des chapons, des poulets, des perdeaux, des pigeons, des faisans, des coqs de bruïere, des grives, & des autres petits oiseaux, pourvû que selon l'ordonnance de Galien au Liv. *de Vict. ratione*, ils aient été tués un jour auparavant, afin que par-là ils s'attendrissent, & perdent leur dureté. Le même Auteur nous dit qu'il ne faut pas manger la perdrix ni la tourterelle, nouvellement tuées. On peut aussi se servir de viandes de mouton, de veau & de lapin.

On est souvent en dispute pour savoir si l'on doit manger du liévre : bien des gens, sans entendre raison, le bannissent tout-à-fait de leurs tables, croiant que c'est un animal mélancolique,

que, & penſent qu'à Spa rien ne doit être ſi exilé que ce qui a quelque rapport à la mélancolie & au chagrin. Il n'eſt pas douteux que ſi le liévre eſt un animal nuiſible, il ne doive être banni de la table de ceux qui veulent recouvrer leur ſanté; mais je ſuis perſuadé que ce qu'on dit à ce ſujet, n'a aucune réalité, & que ce n'eſt pas ſans fondement que Martial a dit, * *que la grive ſurpaſſoit à ſon goût tous les oiſeaux, & le liévre tous les animaux à quatre pieds.*

COMME l'autorité d'un Poëte pourroit paroître ſuſpecte dans une queſtion de Médecine & de Phyſique, je prendrai ici la défenſe du ſentiment de Martial. On prétend que la chair de liévre eſt une viande mélancolique, & moi, je ſoutiens que c'eſt une viande pour les mélancoliques, c'eſt-à-dire, qui guérit la mélancolie. Me voilà bien éloigné de l'opinion commune ; voici les preuves de la mienne. Galien, Liv. 3. des Alimens, eſt de mon avis. Il y dit *que*

le

---

* *Inter aves turdus, ſi quis me judice certet,*
Inter quadrupedes gloria prima lepus.
Martial. *Epig*.

L

le sang du liévre est préferable au sang des pigeons & des poulets , & enfin de toutes les bêtes domestiques, & il ajoute *que le sang du liévre est très doux.* Je tire de-là cette conséquence : Si le sang en est meilleur, la viande en est donc meilleure aussi ; car la viande n'est autre chose que le sang coagulé, ou attaché aux muscles & aux fibres de l'animal, *& le sang est le dernier aliment , ou la dernière nourriture de ce qui s'en nourrit*, selon Aristote *Lib.* 2. *de part. Cap.* 3. *& 4. de Gener. Animal. Cap.* 4. & au *Liv. de Invent. Chap.* Galien, voulant restreindre cette proposition qui lui semble trop universelle , ajoute *que le sang est le principal & le plus commun aliment de l'animal*, au *Liv. de Curat. per sang. miss.* Le même Galien, au Liv. des Alimens, dit *que la viande de liévre fait du meilleur sang, que celle de mouton ou de bœuf.* Or, si tout le monde mange journellement du mouton & du bœuf, pourquoi bannira-t-on de la table le liévre, puisqu'on doit tirer de lui du meilleur suc & du meilleur sang que des autres alimens ?

Heurnius, la gloire de nos Médecins Flamans, entre les remèdes qu'il prescrit à ceux qui ont les roignons

mé-

mélancoliques , place la viande de liévre au premier rang ; or, la même viande dans un même homme ne peut le faire mélancolique , & le guérir de sa mélancolie. Qui voudroit imaginer ici une simpathie , ou qualité occulte & inconnue , mériteroit d'être sifflé.

On dit que le liévre est craintif , je voudrois que quelqu'un me donnât quelque indice ou quelque signe de cette crainte. J'ai souvent moi-même vû un liévre attendre le chasseur de pied ferme & l'œil ouvert ; tellement que je l'ai vû non-seulement percer , mais l'ai percé moi-même d'une javeline , ou demi pique. Si l'on replique qu'il fuit au bruit des chiens qui veulent le surprendre , & que par-là il mérite d'être appellé craintif, comment ôsera-t-on manger du mouton, qui n'étant point seul comme le liévre , mais en grand nombre , fuient & s'écartent s'ils entendent aboïer le plus petit chien qui leur est inconnu ? Qu'on me montre quelque bête , qui étant poursuivie de plusieurs chiens, ne se sauve point. Les sangliers , les ours , les loups , les taureaux , les lions s'enfuient quand les chiens les poursuivent en a-

 boïant.

boïant. Les chiens mêmes, qui font fuir toutes les autres bêtes, se sauvent à l'ombre d'un bâton, dont les liévres, comme j'ai dit, ne se soucient pas. L'homme même n'est pas plus courageux que le liévre. A Dieu ne plaise qu'il arrive au plus brave & généreux d'entre nous, ce qui est arrivé à quelques petits Rois Indiens, contre lesquels les Espagnols les aiant mis tout nuds, lancerent de gros dogues. Nous souhaiterions dans une pareille occasion d'avoir les jambes d'un liévre, & personne ne soutiendra que ce soit l'action d'une ame lâche & craintive d'avoir peur, quand les chiens vous talonnent & vous attaquent.

Examinons actuellement la nourriture du liévre, nous trouverons que c'est le bled, toutes les bonnes herbes, enfin les mêmes que celles que mangent les perdrix. Cardan, grand Médecin de son tems, enseigne que par la seule continuation de l'usage des perdrix, on peut se guérir de la verole; ce que confirme Louïs *Mercatus*, Médecin du Roi Catholique, Liv. 2. *de Sanitate claſſ. 2. quæſt.* 164. au commencement de la page 31. Quant à Cardan, je crois qu'il en avoit mangé
beau-

beaucoup; car dans son Livre *de Ca-pienda utilitate ex adversariis*, il écrit lui-même qu'il a eu sept fois la verole; mais revenons au liévre. Pourquoi ne peut-il pas faire le même effet, puisqu'il engendre un sang meilleur, un suc & une substance plus saine, que la perdrix & les autres volailles? Je permets donc hardiment de manger les liévres de six mois ou environ *: pour ceux qui sont vieux, & qui ont souvent trompé les chasseurs, je n'en veux point, & les laisse à ceux qui les aiment. Ils pourront faire bouillir avec un peu de vinaigre & de poivre la partie antérieure, ils rotiront les fesses sans lard, & si quelqu'un veut les larder à la Françoise, il en ôtera le lard quand il en voudra manger.

Les

* Il y a bien de l'apparence que le Sieur de Heers ignoroit la Loi de Moïse, qui défend aux Juifs de manger de la chair de liévre, & qu'ils observent fort religieusement encore aujourd'hui. Apparemment que le Légiflateur, qui étoit inspiré divinement, & qui d'ailleurs avoit pour objet la santé du peuple, savoit ou connoissoit que le liévre étoit sujet à quelque maladie, qui rendoit sa chair mal saine en Egypte & en Judée. On dit même qu'en ces païs-ci les chasseurs ont souvent trouvé des liévres qui avoient des marques de ladrerie.

Les jours maigres, où la viande est défendue, on mangera des truites, qui abondent à Spa, des ombres, des brochets, des goujons, des perches, &c. roties sur le gril, ou bouillies au vin avec un peu de serpolet, d'hyssope, de thym & de marjolaine. Gherinx y ajoute la menthe: mais je conseille aux femmes qui viennent à Spa pour se guérir de la stérilité, de ne point se servir de menthe; car comme écrit *Cassius Dionisius Lib. 12. Geoponicon,* la menthe est ennemie de la génération, & empêche la conception : toute autre personne peut s'en servir, & sur-tout de la menthe rouge.

On doit s'abstenir de lard, de jambon, d'oyes, de canards, hormis les sauvages. Les Médecins conseillent de ne point manger du cochon, je crois cet avis superflu dans ce Traité, n'aiant jamais vû de cochon sur le marché de Spa. Parmi les poissons, je n'en connois aucun qui doive être défendu, hormis les anguilles, les tanches & les carpes. Pour le dessert, ou aura des écorces de citron ou d'orange confites, de l'anis, ou du fenouil sucré, des raisins secs, des pignons, des pistaches, & sur la fin de l'été,

quel-

quelques poires ou pommes cuites avec un peu de canelle, ou bouillies dans du vin: on peut auſſi manger des pruneaux, mais ſobrement. Ceux qui ſont coleriques, & qui ont le ſang trop chaud, pourront prendre quelques fraiſes, ou framboiſes; mais on doit uſer de tous ces fruits en petite quantité.

Il faut éviter la diverſité des viandes: la quantité des alimens différens eſt ſouvent nuiſible; l'un ſe digére avant l'autre & c'eſt de-là que procédent la plus grande partie des maladies, comme ſont les ventoſités, les douleurs, les coliques, la gravelle & la pierre, les obſtructions des veines méſenteriques, & une dépravation totale du chyle qui doit nourrir l'homme. François Valleriola dit avec raiſon, *Locor. com. Lib. 2. Cap. 6. que tous les Médecins ſoutiennent unanimement qu'il n'y a rien de plus contraire à la ſanté de l'homme, que la variété des alimens & la longueur des feſtins.* En voilà aſſez ſur les viandes, paſſons aux boiſſons.

Ceux qui ont écrit avant moi, ordonnent le vin de Rhin détrempé avec de l'eau du *Pouhon.* Je ne puis ſuivre cette opinion: il ſemble premiére-

L 4

ment

ment qu'il y ait une contradiction ma-
nifeste dans leur maxime. En effet,
ils difent qu'il faut dîner à l'heure
qu'on a rendu toutes les eaux; qu'eft-
il befoin d'attendre cela, fi à midi on
reboit de nouvelle eau? Il me paroît
que ceux, qui en mangeant veulent
prendre de l'eau du *Pouhon*, ne doivent
point fe foucier d'avoir encore de l'eau
dans leur ventre, puifqu'ils y en vont
remettre. On répondra qu'on détrem-
pe le vin: voilà qui eft bon; mais que
me dira-t-on des François, qui au lieu
de le détremper, mettent un doigt de
vin dans un verre d'eau; tellement que
le vin de Mofelle, qui eft prefque le feul
vin blanc qu'on ait à Spa, étant affez
foible de lui-même, l'eau l'abforbe entiérement?

C'est une maxime averée en Médecine, que tout ce qui eft diurétique
ou qui chaffe par les urines, fe doit
prendre long-tems après le repas: or,
l'eau du *Pouhon* eft autant diurétique
que tout autre remède; car le Seigneur
Pigrai écrit d'avoir vû en préfence des
Docteurs Martin & Bafin, qu'un homme qui avoit mangé des anis en bûvant, comme c'eft la coutume, en a-
voit rendu un grain par les urines.

Ce

Ce feroit fans fondement qu'on refuſeroit de croire une choſe que celui qui la rapporte, dit avoir vûe, & qui n'a aucun avantage à la déguiſer. Si l'eau a la force d'entrainer avec elle un grain d'anis, qui n'eſt point de trop dure digeſtion, par le goſier, l'eſtomac, les boyaux, les veines méſenteriques, le foie, les roignons, les uretères & la veſſie, que doit-on penſer qu'elle fera du reſte des alimens, & ſur-tout quand elle ſera aſſiſtée par le vin blanc qui eſt auſſi diurétique? D'ailleurs, comme les eaux qu'on prend le matin, inciſent & atténuent les humeurs par leur qualité, les preſſent de ſortir par leur quantité & par leur peſanteur, & par ce moïen nettoient toutes les ordures du corps: de même auſſi quand on en prend à midi, leur petite quantité & leur qualité affoiblie par les viandes, font qu'elles ne peuvent pas ſortir d'abord. Cela fait qu'elles ſe corrompent néceſſairement & ſe tournent en pourriture; ou ſi elles reſtent dans leur entier, étant mêlées par-tout avec le ſang qui nourrit l'homme, elles lui impriment leur vertu minerale: d'où il arrive qu'à pluſieurs perſonnes elles enflamment les parties nobles, cauſent

L 5

aux

aux unes la diſſenterie, & ſerrent aux
autres les conduits des roignons &
de la veſſie. Il eſt vrai qu'elles tardent
ſouvent à faire ces maux, mais à la fin
elles nuiſent. Ainſi il faut écouter
Hippocrate au Liv. *de Aere, Locis &*
Aquis, où il dit : *Les eaux chaudes,*
(il faut faire le même jugement des
froides) *qui ont du fer, du cuivre, de*
l'argent, de l'or, de l'ambre, de l'alun,
ou du nitre, reſſerrent les conduits, &
ſortent difficilement par les urines, ou par
l'anus. L'expérience nous enſeigne
que cela eſt faux, ſi on le veut entendre des eaux de Spa quand on les boit
le matin; mais qu'il eſt très-vrai lorſqu'on les boit pendant le dîner ou le
ſouper, & tout bon Médecin en con-
viendra.

J'ajouterai encore un argument
invincible, & qui fermera, je crois, la
bouche à ceux qui ne ſont pas de mon
opinion. C'eſt, que de tant d'Auteurs
Grecs, Latins & Arabes, qui parlent
des eaux acides, qui enſeignent l'uſage qu'il faut obſerver en les bûvant,
& ce qu'il faut faire dans les bains &
dans les fomentations, il n'y en a pas
un ſeul qui conſeille de s'en ſervir à
détremper le vin. Strabon, au Liv.
6. dit

6. dit qu'*il y a des fontaines nommées* Albula, *&* Laluca, *qui brifent la pierre, & qui guériffent la gravelle.* Paufanias *in Arcadicis*, Vitruve Liv. 8. Chap. 4. Pline en divers endroits, *Ætius*, *Oribafius*, Galien, *Scribonius Largus* fe fervent des eaux acides pour guérir les maladies de la veffie ; *Paulus*, Liv. 4. Chap. 1. pour la ladrerie ; *Trallianus* & Avicenne ordonnent des eaux alumineufes pour la colique. Mais quand il eft queftion de la boiffon ordinaire, aucun Auteur n'en dit un feul mot. Quelle apparence que tant de Phyficiens qui ont été fi fages & fi éclairés, qui nous ont communiqué tant de chofes utiles, en euffent tû une fi importante, fur-tout fi elle eût été profitable à la fanté ? On dira qu'ils ne l'ont point défendu ; mais comment pouvoient-ils défendre ce à quoi ils n'avoient jamais penfé ?

Je confeille de boire du vin de Bone, d'Ay, ou de Mofelle, enfin de tous les vins qui ne font pas fumeux & qui n'entêtent point ; car ceux qui font fumeux, provoquent à dormir après le dîner & engendrent des catharres. Si l'on veut mêler de l'eau avec le vin, que ce foit de l'eau de puits. Prenez
une

une once de canelle, trois onces de sucre fin, faites-les bouillir dans quatre chopines d'eau, jufques à ce qu'elles foient réduites à trois, & vous aurez une boiffon très agréable pour mêler avec le vin.

On objectera peut-être que les habitans de Spa ne boivent autre chofe que de l'eau du *Pouhon* dans tous leurs repas, & qu'ils ne s'en trouvent pas mal. Je reponds qu'ils y font accoutumés dès le berceau, & que la coutume eft une feconde nature. C'eft pourquoi elle ne leur eft pas plus nuifible que le napet à cette fille, qui, au rapport d'Ariftote, s'engraiffoit en le mangeant, quoique cette plante foit très venimeufe.

Quant au tems propre aux repas, on ne doit point dire à Spa ce que difoit autrefois Socrate, *que le riche dîne lorfqu'il lui plait, & le pauvre quand il a dequoi manger.* Il faut dîner lorfqu'on a rendu toute l'eau qu'on a bûe le matin, ou du moins la plus grande quantité. S'il arrive, comme cela eft affez ordinaire les premiers jours, qu'on ne rende que la moitié ou fort peu d'eau, je donnerai un indice auquel on pourra connoître l'heure de dîner.

Il

Il eſt fâcheux d'attendre trop long-tems, l'heure accoutumée ſe paſſe, on s'incommode, & outre l'appétit que l'on perd, l'eſtomac contracte beaucoup de phlegme & de viſcoſité.

Si quelqu'un a uriné blanc, ce qui arrive à la plûpart de ceux qui boivent les eaux, & ſi enſuite il a rendu de l'urine dorée, qu'il dîne hardiment : c'eſt une marque certaine que la nature, diſpenſatrice des choſes priſes par la bouche, garde les eaux qui reſtent pour quelque autre uſage du corps. Si l'eau a cauſé à quelqu'un une déjection d'urine ou de ventre, copieuſe & plus fréquente qu'à l'ordinaire, il pourra dîner librement une ou deux heures après que ces opérations auront ceſſé.

Le tems de ſouper, eſt lorſqu'on ſent que ce qu'on a pris au dîner, eſt digéré, Hippocrate, *6. Epid. ſect. 4. Aph. ult.* recommande fort de faire de l'exercice avant l'un & l'autre repas; ce qui doit ſur-tout s'obſerver à Spa. Si vous me demandez quel exercice il faut faire, Hippocrate vous l'enſeigne en peu de mots, lorſqu'il dit *qu'on ſe promene, qu'on faſſe des armes, qu'on danſe, qu'on ſaute legérement en jettant*

auſſi

auſſi les bras, ou qu'on joüe à la paume.
La chaleur naturelle, ainſi augmentée, donne de la force & de la ferme-
té aux parties nobles; elle augmente
les eſprits; elle vuide les excrémens;
ne ſouffre point la formation de la pierre & de la gravelle, & digére mieux
les alimens.

La règle de l'exercice eſt de le quitter, lorſqu'on commence à ſuer legérement, & de ne pas paſſer juſqu'à une
ſueur apparente. Mais comme les corps
tendres, mous & délicats ſuent facilement ſans laſſitude, & que les corps
maſſifs & compaĉts ne ſuent pas même
dans les bains d'Aix, ainſi que l'expérience me l'a fait voir pluſieurs fois,
on doit, ſans avoir égard à la ſueur,
lorſque la reſpiration ſe racourcit &
qu'on commence à ſentir quelque laſſitude, quitter l'exercice avant que les
eſprits ſoient réſolus, & lorſque le
corps eſt encore gai.

Les après-midi à Spa ſe paſſent
ordinairement à joüer aux cartes, ou
à prendre quelque autre recréation
tranquille qui chaſſe le ſommeil, très
nuiſible après le dîner, & ſur-tout à
ceux qui n'ont pas rendu toutes les
eaux qu'ils ont bües le matin. Ce ſommeil

meil retient & empêche la nature dans
fes opérations, qui doivent chaffer
du corps après la digeftion tout ce
qu'il y a de fuperflu ; ce qui ne fe fait
pas en dormant. De-là vient que les
matières fuperflues, retenues dans quelque lieu, viennent à y pourrir & caufent
de fâcheux accidens. D'ailleurs, le
fommeil à Spa procéde plûtôt des vapeurs des mineraux qui fe portent à
la tête, que des principes naturels qui
le caufent ordinairement. Il appefantit la tête, il échauffe plus qu'il ne
devroit, & caufe des catharres. J'ajoute encore ici que le fommeil de l'après-
dîner étant fort court, il diminue bien-
tôt la digeftion commencée de l'eftc-
mac, & fait que les alimens vont comme en ondoïant dans le ventre. La bile, qui après le repas eft accoutumée de
fortir, fe retire en dedans lorfqu'on
dort; & s'y étant amaffée, elle peut
engendrer la fiévre, ou fe changer en
mélancolie. Enfin, il eft évident
que ce fommeil caufe des mouvemens
contraires aux humeurs, que la clarté
du jour invite à fe repandre au dehors,
& qu'il rappelle en dedans. Si cependant quelqu'un eft dans l'habitude
de dormir, & puifque les chofes ac-

cou-

coutumées ne produifent pas une grande altération, je confens qu'il foit affis fur une chaife, & non couché fur un lit, & qu'il y fommeille un peu, plûtôt que de dormir.

Il y a des Auteurs, qui difent qu'après le dîner il faut retourner à la fontaine, & qu'il y faut boire la moitié de ce qu'on a bû le matin. Pour moi, j'ai vû peu de perfonnes à qui cela ait été fort utile. Je confeille même à ceux qui n'ont pas l'eftomac fort, de fe contenter de boire les eaux le matin ; s'ils font alterés, qu'ils en boivent un verre ou deux pour appaifer leur foif, & qu'ils en reftent-là.

Apre's le fouper, il faut fe promener quelque tems : c'eft la coutume à Spa qu'on joüe le foir dans la prairie, ou qu'on y danfe.

Il faut que j'avertiffe mes Lecteurs de deux chofes, dont on n'a point encore fait mention. La première eft, que l'on doit fe retirer avant la nuit, ou du moins avant que le ferein tombe ; il eft affez mauvais à Spa, & y caufe des catharres & des maux de tête à plufieurs perfonnes. La feconde eft, qu'on ne doit pas s'affeoir fur l'herbe de la prairie. Galien, 10. *de Loc. affect.*

affect. nous apprend que le muscle de l'intestin culier se résoud souvent à ceux qui ont été assis sur une pierre froide, ou qui ont été long-tems dans l'eau ; mais une déjection involontaire des excrémens suit souvent cette résolution. Si quelques Dames eussent suivi mon conseil, elles n'auroient pas encouru des dangers qu'elles ont cru mortels. Je puis certifier que j'ai été appellé chez plusieurs, qui, pour s'être assifes sur l'herbe, étoient travaillées de tenesmes, & de dissenteries très dangereuses. Cependant, leur aiant donné une infusion de rheubarbe dans de l'eau de plantain avec du syrop de roses seches, & leur aiant fait faire des fomentations à l'*anus* avec des décoctions d'orties mortes & de bouillon blanc, elles ont bien-tôt recouvré la santé.

✻✻✻✻✻✻✻✻✻✻✻✻✻✻✻✻✻✻✻✻✻✻✻

CHAPITRE DERNIER.

SOLUTION DE QUELQUES DEMANDES QU'ON A COUTUME DE FAIRE A' SPA.

PREMIE'RE demande. Pourquoi toutes les personnes qui boivent les eaux de Spa, font-elles leurs matiè-

M

res

res fécales, noires? Il eſt certain que les liqueurs qu'on boit & les alimens qu'on mange, donnent de la couleur, tant à l'urine, qu'aux excrémens: par le ſaffran ou par la rheubarbe ils ſe jauniſſent, par les feuilles de ſené ils deviennent verds, par le jus de grenade ou par ſon ſyrop ils ſe noir-ciſſent. Virgile ſoutient ce ſentiment lorſqu'il dit * que *les agneaux prennent dans le ventre de leurs meres la couleur des fleurs qu'elles mangent.*

LA commune opinion à Spa, c'eſt que la noirceur des excrémens eſt cauſée par le vitriol, parce que le vitriol entre dans la compoſition de l'encre. Il eſt évident que cette opinion eſt fauſſe; car ſi quelqu'un prend de l'huile de vitriol, ou ſon eſprit dans une eau diſtillée ou dans du bouillon, ſes excrémens n'en ſont point noircis. Les Chymiſtes regardent comme une choſe extraordinaire, que ſi l'on jette de l'huile de vitriol dans du vin rouge, il ſe blanchit auſſi-tôt; comment ce

qui

---

* ————— *In pratis aries jam ſuave rubentî Murice, jam croceo mutat ſua vellèra lutô, Sponte ſua & ſandix paſcentes induit agnos.* Virgil. Georg. Lib. 2.

qui blanchit le vin rouge ou noirâtre, noircira-t-il ce qui eſt blanc ou jaune? Je reponds donc, que c'eſt le fer ou ſes particules, dont il y a une grande quantité dans les eaux de Spa, qui cauſent cet effet. Cela eſt ſi vrai, que ceux qui boivent du vin ferré, ou qui prennent un ſeul ſcrupule d'acier préparé en pillules ou en *bolus*, font auſſi-tôt leurs excrémens noirs. Il peut auſſi arriver qu'un peu de bile les teint de couleur jaune ; car dans ceux qui ont la jauniſſe, la bile étant portée ailleurs, les excrémens font gris ou de couleur de cendre. Peut-être auſſi qu'un peu de mélancolie, tirée par ces eaux de la rate, leur apporte cette couleur. La première de ces raiſons me paroît cependant plus vraiſemblable, parce que non ſeulement tous les mélancoliques, mais auſſi les perſonnes d'une complexion entiérement différente, rendent à Spa des excrémens noirâtres.

SECONDE demande. D'où vient les femmes, qui puiſent l'eau de la *Sauveniere* pour les étrangers, devinent-elles trois ou quatre jours auparavant les changemens de tems, & diſent-elles, *nous aurons de la pluye, car*

la

la fontaine a chanté? Leander, dans sa Defcription d'Italie, nous apprend que près de la ville de Volaterra, il y a une fontaine qui donne des indices affûrés de la pluye ou du beau tems : fi elle s'éleve & fi elle faillit, ce qu'elle fait quelquefois dix pieds de haut, il y aura de la pluye; & fi elle ne faillit pas, mais fe fouleve doucement, il fera beau tems.

On ne voit rien de femblable dans les fontaines de Spa; ainfi il faut apporter quelque raifon du changement de tems, & du chant qui l'annonce. Je reponds que pour qu'il pleuve, il eft néceffaire que le foleil attire des vapeurs en haut. L'eau de la *Sauveniere*, tant à caufe de fa legéreté & de fa netteté, qu'à caufe qu'elle eft pleine d'efprits, eft facilement attirée dans les airs, s'y réfout en vapeurs, & eft transformée en nuée : or, afin qu'il n'y ait pas de vuide, dont l'exiftence eft impoffible au fentiment de tous les grands Phyficiens, * il fe

mê-

* Si l'Auteur eût vecu dans ces derniers tems, il eût parlé fans doute d'une autre manière; mais il vivoit avant les Gaffendis & les Newtons.

mêle de l'air parmi ces eaux attirées par le foleil, qui font un bruit femblable à celui que nous voions arriver aux bouteilles étroites lorfqu'on les vuide tout à coup. Ce fifflement ou ce fon eft appellé par les femmes villageoifes, qui ne font pas accoutumées à parler proprement, *un chant*, & il leur eft facile, quoique l'air foit ferain, de deviner la pluye, après qu'elles ont entendu le *chant* ou le murmure des eaux, qui fortent par l'étroite embouchure de la fontaine : auffi ne s'abufent-elles pas fouvent, comme les Aftrologues, dans leur prédiction.

TROISIE'ME demande. Pourquoi quelques perfonnes, qui chez elles n'avoient pas le ventre libre, l'ont à Spa fort lâche, & qu'au contraire d'autres qui alloient tout au moins une fois par jour à la felle, deviennent fi conftipées à Spa, qu'à peine y vontelles en huit jours une fois fans artifice? Je reponds que les premières avoient la veffie du fiel bouchées ; car c'eft le fiel, qui, fe déchargeant dans les boyaux, fait fortir les excrémens : ainfi l'obftruction de cette veffie étant ôtée par ces eaux, il leur arrive néceffairement cette liberté de ventre.

Les

Les autres, à cause de la sérosité de leur corps, qui est entrainée abondamment par les eaux aux roignons & à la vessie, ont les intestins plus secs, & c'est pourquoi elles sont plus tardives à se décharger : aussi voit-on que dans les dissenteries, les diarrhées & les flux hépatiques, les bons Médecins ajoutent des remèdes diurétiques aux autres, afin que les sérosités qui se déchargoient dans les boyaux, étant détournées, viennent à arrêter ce flux ; ce qui est fondé sur le dernier Aphorisme de la quatrième Section d'Hippocrate.

Quatrie'me demande. Quand il pleut plusieurs jours consécutifs, les eaux de Spa perdent toute leur pointe, & s'adoucissent tellement qu'on n'a point de plaisir ni d'utilité à les boire ; par quel moïen peut-on y remédier ? Je reponds que, quoique *Mercurialis* au troisième Tome de ses Conseils, dans une consultation pour le Prince Doria, mettant Seneque de son côté, soutienne que *les fontaines acides ne peuvent se gâter par la pluye, qui ne pénétre jamais dix pieds dans la terre, au lieu que les mineraux y sont beaucoup plus profonds,* l'expérience nous montre

tre le contraire. Pour effectuer ce que j'ai ci-devant démontré, je dis que les fontaines de Spa tirent la plûpart de leurs forces du vitriol, du souphre & du fer; & lorsque la pluye continue long-tems, il faut jetter quelques goutes d'huile de vitriol ou de souphre dans chaque verre d'eau: ainsi elles passeront facilement, & elles sembleront être puisées dans le beau tems. On peut en même tems avaler quelques pillules ou tablettes, dans lesquelles on mettra un scrupule d'acier préparé: de cette manière les eaux seront aussi utiles qu'elles le sont dans un tems serein.

CINQUIE'ME demande. Que faut-il faire quand les eaux restent entiérement dans le corps, comme il arrive à quelques personnes? Je reponds qu'il y a plusieurs endroits, où ces eaux sont retenues. Si elles sont dans les boyaux; ce que l'on connoît par les ventosités, les tensions, la pesanteur de l'estomac, & par le bruit que rendent les intestins, on doit d'abord prendre un lavement qui soit fait de la même eau, échauffée avec une once de *hiera*, soit de *hiera* de *Logadii*, ou *Colocynthidos*: par ce moïen on fait

for-

fortir les eaux retenues. Si ce clyſtère ne ſuffit pas, on en prendra un plus fort, & le lendemain on uſera d'une purgation qui chaſſe les phlegmes; car ce ſont eux qui ont empêché la ſortie des eaux: s'il eſt néceſſaire, on continuera ces remèdes deux ou trois jours ſelon la néceſſité, & l'on ſuſpendra l'uſage de ces eaux. Mais s'il arrive qu'elles ſoient retenues dans les veines, ce que l'on connoît lorſqu'on ne ſent pas de ventoſité ni de tenſion, alors, puiſque la douleur n'eſt point aiguë, on n'uſera point de lavement; mais on prendra le lendemain trois ſcrupules & demi des pillules de *hiera cum agarico*, ou *aloëphangines*. Si les eaux ſont ſi rebelles, qu'elles ne veuillent pas changer de place par ces pillules, *Fallopius*, & après lui *Heurnius*, conſeillent de mettre avec un ſcrupule des pillules ſuſdites ſept ou huit grains d'*elaterium*; c'eſt ce qu'a pratiqué très-heureuſement à Spa, il y a quelques années, le docte Guillaume Paddy, Médecin du Roi de la Grande-Bretagne. Il avoit une méthode de préparer l'*elaterium*, qu'il m'a généreuſement montrée; & dont un ſeul grain, avec un demi ſcrupule

deſ

des pillules *aloëphangines*, vuide merveilleufement les eaux, même à tout hydropique formel. J'ai mis depuis cette recette en ufage , & plufieurs perfonnes témoigneront , que s'étant purgées trois fois par ce feul grain d'*elaterium*, elles ont été non feulement déchargées d'une grande abondance d'eau , mais encore qu'étant revenues à une quatrième purgation dans la même femaine , elles ont trouvé qu'à cette dernière évacuation elles avoient rendu cinq fois plus d'eau qu'aux trois purgations précédentes.

SIXIE'ME demande. N'y a-t-il point de danger à boire de la *Geronftere?* Il eft des gens qui la condamment abfolument ; il eft certain , & je le confeffe moi-même que cette fontaine a beaucoup de fouphre. *Antyllus ,* très ancien Médecin, dit que *les eaux fulphureufes affoibliffent l'eftomac, le renverfent , & excitent à vomir.* Ætius écrit la même chofe. Craton, excellent Médecin de trois Empereurs de notre fiécle, ajoute que *le fouphre n'eft qu'un arfenic commencé, & qu'il le feroit devenu, s'il avoit reflé plus long-tems dans la terre, ou s'il avoit plus fouffert le feu.*

M 5   JE

Je reponds que j'ai souvent dit que les eaux sont un remède empyrique, & que l'expérience doit l'emporter sur l'autorité des plus savans hommes qui n'ont point connu ces fontaines. J'ai bû tous les matins cent soixante onces, & quelquefois cent quatre-vingt de l'eau de la *Geronstere* ; j'ai continué à en boire la même quantité pendant plusieurs jours, & jamais je n'en ai reçu de médiocres avantages. Cette eau a produit le même effet sur une infinité d'autres personnes. Je soutiens donc qu'on peut en boire à la fontaine de *Geronstere* aussi sûrement qu'aux autres.

Quant à l'autorité d'*Antyllus* , il la faut entendre des eaux purement sulphureuses, & qui n'ont point d'autres mineraux que le souphre ; mais la *Geronstere* a du sel , de l'alun, du vitriol, du fer & d'autres mineraux qui empêchent l'affoiblissement de l'estomac, que pourroit causer le souphre seul.

Pour Craton, je dis qu'il parle du souphre parfait , & de celui que les Chymistes ont soufflé pour le sublimer. Il est certain que tous les poisons acquiérent beaucoup de malignité dans leurs

leurs fublimations, comme il eft facile de le voir dans le mercure crud , & le fublimé. Le crud , étant feulement nettoié de fes ordures en le paffant fouvent par le cuir, fait très peu de mal , & même quelquefois ne caufe aucun dommage, fi on le prend par la bouche: au contraire la moindre quantité de fublimé perce l'eftomac , & tue certainement celui qui le prend. J'avoüe cependant que ceux qui font fujets à un grand mal de tête , à la migraine, ou à de femblables paffions , remporteront plus de mal que de bien de cette fontaine, à caufe des vapeurs qu'elle envoie abondamment à la tête ; ce que la *Sauveniere* & le *Pouhon* ne font point , au moins d'une manière fi forte.

Septie'me demande. Eft-il permis de faire boire les eaux de Spa aux enfans, vû qu'elles font fort froides, & qu'il convient d'en boire une bonne quantité fi on veut en tirer de l'avantage? or, il eft à craindre qu'ils n'en boiront pas beaucoup ; ou s'ils s'efforcent d'en avaler affez , il eft dangereux qu'ils n'étouffent la chaleur naturelle, au grand préjudice de leur fanté. Je dis que les enfans peuvent

boire

boire sûrement les eaux de Spa , pourvû qu'il y ait de la proportion entre leur eſtomac & la quantité qu'ils en prendront. Nous avons vû le fils de la Comteſſe van den Berghen trois ans conſécutifs à Spa , y boire chaque jour trente onces d'eau & davantage ; il n'avoit cependant que trois ans quand il commença. Ma petite fille, n'étant âgée que de deux ans & demi, a commencé à boire ces eaux : aiant continué à en faire uſage pendant trois ans, elle a rendu beaucoup de ſable , eu égard à la petiteſſe de ſon corps ; elle bùvoit journellement trente-deux onces de ces eaux. Pluſieurs autres enfans ont fait de même, & c'eſt ce que ceux qui ont été à Spa , certifieront.

Fallopius a ſuivi cette méthode à l'égard des citoiens de Piſe en Toſcane , qui étoient attaqués tous les quatre ans d'une diſſenterie épidémique. Il ordonna avec un ſuccès ſingulier les eaux de Monte-Catino à ceux qui étoient en âge , & en fit prendre enfin juſqu'à trois goblets aux enfans qui n'avoient que deux ans. Cet Auteur nous aſſûre que tous ceux qui en bùvoient, échappoient à ce danger.

Hui-

Huitie'me demande. Les femmes enceintes font-elles capables de boire les eaux; car puisqu'il est certain que tous les remèdes diurétiques leur provoquent les mois, & que celles qui ont leurs règles font en danger d'avorter, il s'enfuit que ces eaux aiant la prééminence entre les diurétiques, il est fort douteux si elles peuvent être bûes par des femmes grosses? *Taberræmontanus* ne met point en doute cette question; au contraire il convie les femmes à se rendre aux fontaines acides de Schwalbach, voisines de son païs, les assûrant qu'elles y feront guéries de leur appétit déréglé, nommé *pica*, & du dévoiement de leur estomac. Le même Auteur, à la page 45. de son Trésor des Eaux, assûre que les eaux acides font un antidote singulier pour les femmes qui font sujettes aux fausses couches.

Quant à moi, je trouve cette demande un peu plus difficile que les autres, puisqu'elle intéresse la vie d'une créature humaine. Je dirai cependant, le mieux qu'il me sera possible, ce que je penfe fur cette question si scabreuse & si difficile. Il croit qu'il faut accommoder à l'ufage des

eaux

eaux les règles que notre maître Hippocrate nous a laissées touchant les purgations & les médicamens des femmes qui font enceintes. Or , Hippocrate commande dans la 4. *Sect. Aphor.* 1. de purger les femmes enceintes lorsqu'on a peur de quelque rechute de fiévre à caufe des mauvaifes humeurs qui bouillonnent dans leurs corps , depuis le quatrième mois de leur portée, jufqu'au feptième. Par le quatrième mois , il faut entendre, ainfi que tous les Interprètes , le tems que l'enfant commence à fe remuer dans le ventre de fa mere ; tellement que fi auparavant il fe remue , on peut purger la mere hardiment avant le quatrième mois, comme Hippocrate l'a fait lui-même 1. *Epide & memate* 3. 1. *A.* 2. car au commencement & fur la fin de la portée, les *cotyledons* , ou les liens de l'arrière-faix reffemblent aux queuës des fruits qui pendent à l'arbre , qui dans le printems , au fouffle des Zéphyrs, & dans l'automne, au moindre mouvement des vents , tombent à terre ; de même , lorsque les enfans font encore fort tendres & comme dans le printems de leur naiffance, ou qu'ils font tout-à-fait mûrs & parfaits,

ils

ils se détachent facilement de leurs meres.

Dans un autre lieu Hippocrate enseigne qu'une femme enceinte, à qui il survient un flux de ventre de longue durée, est en grand péril d'avorter. Je crois que c'est parce que la matière fécale étant fort puante, en passant par les boyaux qui reposent de toute part sur la matrice, elle infecte l'enfant, fort sujet à être offensé par une si grande puanteur ; ou bien parce qu'une partie de la nourriture sort avec les excrémens , avant que la nature en ait converti une partie en sang & en aliment, de sorte que l'enfant, s'en trouvant privé & n'aiant pas dequoi vivre, cherche à sortir du ventre de la mere avant le tems.

Des observations que je viens de faire , il s'ensuit que depuis le quatrième mois jusqu'au septième , les femmes enceintes pourront user des eaux de Spa , autant , & même plus heureusement que de tout autre remède, puisque l'enfant n'est ni trop tendre ni trop parfait. Il faut cependant qu'elles observent soigneusement deux préceptes, qui sont tirés de la doctrine d'Hippocrate. Le premier, c'est
qu'au

qu'au feptième mois elles boiront une quantité d'eau, moindre qu'au fixième, cinquième, & que fur la fin du quatrième leurs purgations alors doivent aufli être plus douces.

Le fecond précepte, c'eft qu'une femme pendant tout le tems de fa groffeffe, doit être purgée plus doucement que dans un autre, de crainte qu'il ne lui arrive le même accident qu'à la femme d'*Antimachus* au 5. des *Epid.*, qui étant groffe de 50. jours, & aiant pris de fortes pillules, rendit l'ame avec fes excrémens.

Toutes les femmes enceintes doivent donc boire une moindre quantité d'eau, qu'elles ne feroient dans un autre tems. Il eft aufli très néceffaire qu'elles obfervent exactement les règles communes, ordonnées à toutes les perfonnes qui vont à Spa. Si cependant quelques-unes, trop timides malgré ce que je viens de dire, n'ont pas encore la hardieffe de boire les eaux, voici un nouveau préfervatif. Qu'elles mettent dans le premier verre qu'elles boiront, de la poudre de l'électuaire *diamargarit. frigid.* ou bien deux ou trois fcrupules de corail préparé. Si elles font pauvres, & qu'elles ne puis-
fent

fent païer ces remèdes , elles mange-
ront, avant que de boire les eaux, de
la racine de zédoaire ou de doronie;
elles fe frotteront tout le bas ventre
avec l'onguent de la Comteffe, & elles
porteront aux reins un cérat que
Craton tient pour un grand fecret affûré. Je l'ai trouvé tel par l'expérience.

*R. maftic. unc. j. laud. drach. vj. pulv.
bistort. nuc. cupres. hypociftid. acac.
fang. dracon. ana drach. j. terr. figill.
drach. ij. Cui , fi quid defit tenaci-
tatis , cum tantillo terebinth. f. em-
plastrum.*

Avec ce remède , je fuis affûré que
toute femme enceinte pourra boire les
eaux fans danger.

NEUVIEME demande. Ceux qui
ont le nez cramoifi & boutonné, comme quelques hépatiques, & bons bûveurs , guériffent-ils leur vifage en
bûvant les eaux? Tous les ans on me
propofe cette queftion à Spa: il y a
même peu de tems qu'un Gentilhomme Hollandois me confulta par lettres
pour favoir s'il deyoit venir à Spa
pour cette incommodité. Je reponds
que puifque ces rougeurs & ces boutons viennent pour la plûpart de la

N

cha-

chaleur du foie, & que ces eaux l'é-
chauffent fort; comme on le voit dans
les perfonnes hydropiques & cachecti-
ques, & dans les femmes qui ont des
rétentions de mois qui proviennent
du refroidiffement du foie, il eft certain que fi les perfonnes incommodées
de rougeurs bûvoient long-tems les
eaux acides, elles deviendroient plus
rouges & plus boutonnées. Je puis affûrer d'en avoir vû plufieurs exemples
à Spa.

Il faut cependant obferver que la
plûpart de ces bûveurs boutonnés, aiant
à caufe de leur fang brulé, des obftruations au foie & au mefentere, ils
feroient bien de boire les eaux dix ou
douze jours pour ôter les obftruations
qui s'augmenteroient par les médecines
froides, qui d'ailleurs leur font nécef-
faires pour remettre le foie en bon état,
& pour empêcher de nouvelles rougeurs & d'autres boutons. Quant à
la difformité de leur vifage, ils la chaf-
feront avec l'eau, nommée par les
Chymiftes *lait virginal*, ou avec une
autre, compofée de fel armoniac, de
fouphre, & de tartre: par ce moïen
ils remettront leur nez dans fa première forme.

PRE-

PRECEPTES

CONTENANT PLUSIEURS BONS AVIS, SOIT POUR CEUX QUI VEULENT VENIR à SPA, SOIT POUR CEUX QUI Y SONT DEJA AR-RIVE'S.

PRECEPTE I.

CEUX qui ont l'eſtomac tout-à-fait gâté, & tellement refroidi qu'ils ne peuvent ni par la chaleur naturelle qui leur manque, ni par les remèdes qu'on leur donne, échauffer les eaux qu'ils boivent, doivent en diſcontinuer l'uſage.

CEUX, dont les parties vitales ſont preſque endormies, qui depuis long-tems ſont aſthmatiques, & qui à peine peuvent reſpirer ou reprendre haleine, doivent abſolument fuir les eaux de Spa.

N 2   CEUX

Ceux, qui sont tellement attaqués de l'hydropisie au poumon, qu'ils ne peuvent souffler; ceux, qui d'un âge médiocre, après avoir usé d'eau quelque tems, ne peuvent en supporter la quantité de soixante, & même de quatre-vingt onces, ne doivent pas venir à Spa, s'ils n'y ont pas choisi leur sépulture, ou s'ils n'aiment pas d'y augmenter leurs maux & d'y mourir bientôt après.

PRECEPTE II.

Ceux qui sont venus à Spa par le conseil d'un savant Médecin, s'étant délivrés de tout soin, aiant banni le chagrin, & n'aiant d'autre pensée que celle de recouvrer leur santé, se leveront de bonne heure, & se trouveront à la fontaine deux ou trois heures après le lever du soleil; & aiant déchargé leur corps, non seulement de ce qui souille les boyaux & la vessie, mais aussi nettoié les yeux, les narines & leurs oreilles, ils boiront autant d'eau qu'ils pourront en boire, sans surcharger l'estomac. Après qu'ils

au-

auront rendu les eaux par les urines,
ou par une autre voïe, ils dîneront :
enfuite ils paſſeront le tems à joüer
aux cartes, ou à ſe promener pour
chaſſer le ſommeil. Ils ſouperont ſobrement ; ils retourneront de bonne
heure de la promenade après le ſouper, & ſe mettront au lit. Ils ſui-
vront cette façon de vivre, juſqu'à ce
que par l'avis d'un bon Médecin ils
quittent les eaux.

OBSERVATIONS.

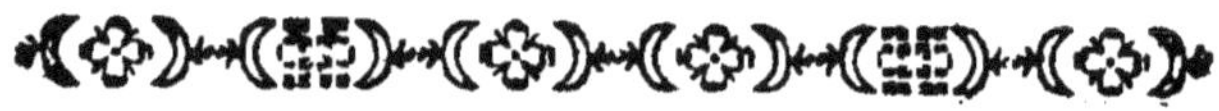

OBSERVATION I.

L'AN 1622. un ancien Bourgmaître de la ville de Liége, âgé de cinquante ans, très adonné dès son enfance à l'étude des Loix dans laquelle il a excellé, contracta un tempérament bilieux & mélancolique, suite ordinaire d'une vie sédentaire & d'une trop grande application à l'étude, qui font que la bile jaune se change facilement en noire par la chaleur & par les soins. Pendant cinq mois il s'apperçut d'une diminution d'appétit & d'un affoiblissement de tout le corps, sans cependant avoir pû remarquer aucune mauvaise prédisposition. Il eut recours à une ancienne méthode qui lui avoit réussi, & crut, sans l'avis des Médecins, pouvoir se guérir par un exercice modéré, & par la diéte, qui, selon *Vosiscus*, étoit le seul remède d'*Au-*

relianus Céfar, & qui fouvent lui avoit rendu la fanté. Aiant obfervé cette manière de vivre l'efpace de cinq femaines, le fuccès fut bien différent de celui qu'il s'en étoit promis : il fentit des douleurs & des tenfions d'eftomac, & fe vit vexé par des rots fades, fans la moindre tumeur, ordinaire aux hypocondres ; ce qui le détermina à confulter un Médecin. Celui-ci lui dit qu'il avoit la fiévre, & lui ordonna une legère potion purgative & carminative: il vouloit même qu'on le faignât ; mais il s'y oppofa. Cependant ce Médecin, qui jamais n'avoit été un jour entier à Spa, & qui ne connoiffoit point la vertu de fes eaux, les ordonna au malade dans l'hyver, préferablement à tout autre remède. Le malade, qui depuis plufieurs années étoit accoutumé à ces eaux, les but avec avidité pendant douze jours, fans autre foulagement qu'une foible diminution des douleurs d'eftomac. Comme il fe voioit maigrir de jour en jour, il fit appeller Mr. le Médecin Oger, qui avoit une grande connoiffance des qualités des eaux, & qui lui confeilla fagement de les laiffer jufqu'à un autre tems : il lui prefcrivit une émul-

fion

sion des quatre semences froides, de laquelle il devoit user deux fois le jour pendant une semaine. Le malade ne s'en trouva pas fort soulagé, & pria son premier Médecin de conferer avec son confrere. Ce Docteur, plus Chymiste que Médecin, le refusa selon sa coutume; car il ne se servoit que d'ordonnances qui n'étoient connues que de lui & d'un seul Apothicaire. Il fit donc appeller d'autres Médecins, qui furent du sentiment de Mr. Oger; on ajouta aux émulsions quelques fébrifuges.

Le malade crut se mieux porter, quoique nous autres Médecins disions le contraire. C'est pourquoi il fit rappeller son Chymiste, qui, lui parlant toujours avec complaisance, lui fit prendre deux purgations, après lesquelles il lui dit de boire les eaux de Spa; mais maigrissant toujours de plus en plus, & la fiévre ne diminuant point, il approuva notre sentiment, & quitta encore les eaux pour huit jours. Cependant son premier Médecin l'assûroit de la mort, s'il ne les continuoit: il les but de nouveau pendant cinq semaines, usa aussi des bains d'eau douce, & n'ajouta aucune foi aux au-

tres

tres Médecins, qui lui conseilloient l'u-
sage du lait tiéde, au lieu de celui d'eau
minerale. Il persista à prendre les eaux,
soit qu'il eût plus de confiance en l'ha-
bileté du Chymiste, soit que les eaux
lui fussent plus agréables. Son appétit
n'en devint pas meilleur : il étoit même si dégouté, qu'il avoit souvent de
l'horreur pour le boire & pour le manger, parce que la sensibilité des veines absorbantes étoit périe, & que les
parties solides du corps, remplies
d'humeurs cacochymiques, ne pouvoient plus rien tirer. Enfin, on ju-
gea à propos d'écrire aux Professeurs
de Louvain, pour avoir leur avis:
ceux-ci condamnerent avec nous l'usage des eaux, & fonderent l'espoir de
la guérison dans l'usage du lait, pres-
crivirent des remèdes fortifians, &
du vin rouge que le malade aimoit
beaucoup. Il ne voulut pas se rendre
au sentiment des Lovanistes, fit ce que
font ordinairement ceux qui doivent
aller de mal en pis, & mit toute son
esperance dans les eaux, qui, ne pouvant se décharger, devoient bien-tôt
lui couter la vie.

ENFIN le mois de Mai approchant,
il résolut, assisté des conseils de son

 Mé-

Médecin, d'aller faire à la source des eaux ce qu'il avoit déjà fait à Liége. Il se mit donc en chemin sous l'espoir certain de recouvrer la santé par les eaux du *Pouhon* : il n'en joüit pas, les forces lui manquerent, & il fut obligé de rester à la maison de campagne d'un de ses amis, où il expira sur la fin de Juin ; mais si consommé, qu'il avoit plûtôt l'air d'un cadavre que d'un homme. La réputation de son premier Médecin n'en souffrit pas médiocrement ; il avoit envoié de cette manière plusieurs personnes dans l'autre monde. Quelques jours avant sa mort, il eut un flux de ventre, les cheveux lui tomberent, & ses jambes enflerent extraordinairement ; de sorte qu'à juger des apparences & des causes qui peuvent occasionner la phtisie à l'homme le plus robuste, je crus avec d'autres Médecins qu'il étoit mort de cette maladie.

CE malade avoit brigué un second Consulat, il comptoit même sur un grand nombre de suffrages ; mais se voiant tout-à-coup frustré de ses esperances, il se livra entiérement au chagrin. On fait ce que dit l'Eccléfiaste : *L'esprit triste deffèche les os.* Les eaux ne lui convenoient pas pour plusieurs raisons;

il étoit déjà avancé en âge, il étoit depuis long-tems cacheſtique, & les eaux croupiſſoient dans ſon corps ſans pouvoir s'évacuer.

OBSERVATION II.

UN Théologien, Prévôt des Chanoines deſſervant une Commanderie de l'Ordre de Malthe, homme ſavant, & preſque ſexagenaire, voulut boire malgré moi les eaux de Spa. Je formai pluſieurs objeſtions pour le deſabuſer, & ne manquois point de raiſons plauſibles par l'idée encore récente que j'avois de mon *Spadacrene* ou *Diſſertation Phyſique &c.* que j'avois fait imprimer cette même année, & que j'avois dédiée à ſon neveu. Il me fut impoſſible de le perſuader; il but les eaux, & elles lui furent très nuiſibles. Le quatrième jour il fut attaqué d'une grande quantité de vapeurs, qui ſe portant au cerveau affoibli, lui cauſerent une apoplexie. Je la diſſipai par quelques remèdes; elle dégénera en une legère paralyſie, dont il guérit. Cependant, lorſque je croiois qu'il

avoit

avoit renoncé aux eaux qui lui avoient été si préjudiciables, il fut à la maison de campagne de son frere, où il recommença à les boire à mon insçu & sans m'avoir consulté. Le second jour qu'il les prit, il eut un second accès d'apoplexie. Je n'étois alors éloigné de lui que d'une lieuë; mais quelque diligence que je fisse à cheval pour le joindre, il expira avant mon arrivée.

Les gens âgés qui veulent conserver leur vie, ne doivent pas boire les eaux sans avoir premiérement consulté un Médecin prudent & expérimenté, & qui en connoisse l'usage. J'ai connu à Spa & ailleurs plusieurs personnes, qui sont mortes de la même manière dont mourut ce Théologien.

OBSERVATION III.

CEtte même année 1630. une fille de vingt-deux ans me consulta. J'avois averti sa mere de ne pas lui laisser boire les eaux dans le tems de ses fleurs, qui étoient assez abondantes. Elle méprisa mon avis, & s'en

rap-

rapporta à quelques femmes qui étoient d'un sentiment opposé au mien. D'abord elle fut attaquée d'un grand mal de tête, causé par le sang remonté : elle eut ensuite une violente fiévre accompagnée de délire, sa langue devint noirâtre & si âpre, qu'à peine pouvoit-elle parler. Enfin par la saignée, les purgations réiterées, les sucs & les eaux propres à provoquer les mois, elle évita la mort & retourna guérie à la fontaine, où elle but les eaux avec plus de prudence. Un mois après ses règles parurent.

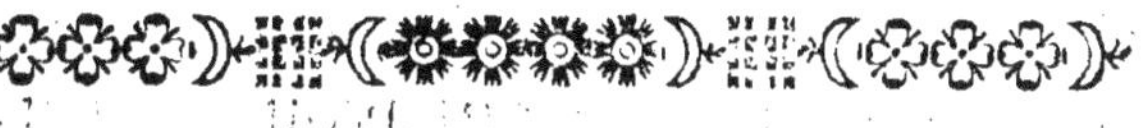

OBSERVATION IV.

UNE Dame, fille & femme de Médecin, vint l'an 1614. à Spa pour y boire les eaux à son ordinaire ; elle étoit néphrétique. Avant son départ, son mari lui donna deux purgations qu'elle devoit prendre comme elle avoit fait les autres années : cependant elle n'en fit aucun usage, & but les eaux sans s'être purgée. Elle en avaloit chaque matin au moins cent

qua-

quatre-vingt onces; ce qui surpassoit certainement de plus de moitié la quantité convenable à une personne d'une complexion aussi délicate que la sienne. Elle continua de même pendant quarante jours, parce qu'elle se sentoit soulagée des maux de reins; mais peu de tems après elle dit que la douleur avoit changé de place, & que des reins elle étoit descendue dans le bas ventre. Jamais elle ne voulut se servir d'aucun remède intérieur, & emploia inutilement des fomentations & des onctions : elle eut la fiévre continue quatorze jours, pendant lesquels le pus se forma dans l'abscès, causé par une pierre très dure qui avoit été entrainée des reins jusqu'au bout des uretères, à l'endroit où ils se déchargent dans la vessie. Dès que le pus fut formé, la fiévre & les douleurs cesserent, & cette Dame expira le 12. de Mai 1616. entiérement consommée, & seulement âgée de vingt-cinq ans. Si elle se fût abstenue de boire les eaux, ou si elle se fût purgée comme on le lui avoit ordonné, il est probable qu'elle eût vécu plus long-tems. Les Médecins, qui furent présens à la dissection

de

de son corps, trouverent tous les vis-
-cères en bon état, & très propres à
lui procurer une longue vie.

OBSERVATION V.

UN homme d'une grande taille,
très robuste, & âgé de quarante
ans, aiant depuis deux ans tout le corps
couvert de la lepre des Grecs, me
consulta au commencement du mois
de Juin sur l'usage des eaux de Spa.
Je lui dis de se purger, de boire ensuite dix, ou tout au plus douze jours
l'eau de la *Sauveniere*, ou celle du
Pouhon, & d'en prendre pour le plus
quatre-vingt onces par jour, après un
exercice d'une demie heure. Je juge
cette précaution très nécessaire; j'en
ai souvent parlé dans cet Ouvrage,
quoique je n'aie encore pu inculquer
ce principe à plusieurs personnes en-
têtées. Ce malade but cent cinquante onces d'eau par jour, & se croiant
soulagé, il augmenta la dose à mon
insçu; il doubla même le tems que je
lui avois prescrit. La démangeaison
& la galle, qui étoient beaucoup di-

mi-

minuées au commencement, augmenterent dans la suite : il vint me trouver, & se plaignit de ses maux. Je lui dis de quitter les eaux qui lui avoient trop échauffé le foie, comme je lui avois prédit que cela arriveroit, s'il continuoit de les boire longtems, ou s'il en usoit en grande quantité. Je lui ordonnai de prendre du syrop de roses purgatif, & de se servir ensuite des remèdes qui tempérent la chaleur du foie & qui corrigent le sang salé ; sçavoir des sucs de groseilles & d'épines-vinettes avec un peu de cristal mineral, & du petit lait, dans lequel il falloit faire cuire de l'argentine, du nénuphar & un peu de sel prunelle. Je lui prescrivis encore de mettre les premiers mois dans cette recette de l'oseille, des bigarreaux, des concombres, & des mûres, qui alloient être bien-tôt en maturité. J'ignore quel succès a produit ce remède, parce que j'écris cette Dissertation dans le mois de Juin ; cependant je crois que tout réussira au gré du malade. J'ai guéri, il y a dix ans, de la même incommodité une femme très robuste, native de Cologne ; plusieurs autres lepreux se sont servis de mes avis, & ont recouvré leur santé. OB-

OBSERVATION VI.

UNE Dame, âgée de cinquante ans, me demanda cette année 1630. à Liége & enfuite à Spa, fi les eaux conviendroient à un ulcère qu'elle avoit aux reins. Je lui dis qu'elles lui étoient très falutaires pour nettoier l'ulcère; mais que comme la guérifon d'un pareil accident confiftoit à le deffécher entiérement, elle ne pouvoit efperer des eaux *actuellement* humides un pareil fecours.

DEPUIS la fortie d'une groffe pierre, cette Dame avoit rendu du fang par les urines, & depuis plus d'un an & demi, à chaque fois qu'elle urinoit, elle faifoit du pus environ la moitié de ce que pourroit contenir une coque de noix. La quantité du pus étant diminuée, je lui dis de ne plus tant boire d'eau, mais de fe contenter de vingt ou trente onces qui devoient fervir de véhicule aux pillules que je lui prefcrivis pour deffécher l'ulcère. Ces pillules étoient compofées d'oliban, de maftic, de gommes Arabi-

O

quea

ques & adraganth, d'esquine, d'ambre gris, de corail & de pierre hématite, que je voulus faire réduire en pillules avec le syrop de guimauve de *Ferne-lius*; mais la malade préfera la terebenthine. Je l'avertis que la terebenthine que nous avions dans ces païs, n'étant point une résine de terebinthe, mais de meleze, ou de sapin qui est nuisible à l'estomac, elle devoit user de celle de Chypre qui seroit plus convenable à son mal. Elle en fit venir d'Amsterdam, & aiant pris ces pillules pendant dix jours, elle s'apperçut que le pus diminuoit, & que l'ulcère guérissoit. Elle se plaignit d'ailleurs d'une foiblesse d'estomac, & de ce qu'elle se trouvoit constipée : je lui fis prendre un extrait de raisins de Corinthe tirés avec du vin, dans lequel j'avois fait infuser des feuilles de sené. Cet extrait la fit purger ; mais en même tems elle rendit des urines teintes de sang. Quelques jours après, je lui fis malgré elle & avec beaucoup d'instance donner un lavement, composé d'une décoction de mauve, de mercuriale, de poirée, de pariétaire, & d'une once d'électuaire Catholique. Ce lavement, quelque doux qu'il fût,

lui

lui fit rendre beaucoup de fang par les urines ; elle s'évanoüit même deux fois par l'oppreffion des vents dont elle étoit remplie, & qui gagnerent le deffus. Le même accident lui étoit encore arrivé avec une fimple baie fucrée de Verdun. Je demandai de confulter d'autres Médecins : ils jugerent à propos de lui faire encore prendre la pulpe de Corinthe, & lui confeillerent de continuer les eaux de Spa en très petite quantité ; c'eft-à-dire feulement trente onces. Elle aimoit beaucoup ces eaux ; elle les avoit bûes treize ans auparavant par mon confeil, & par leur ufage elle avoit ceffé d'être ftérile : elle nous pria de lui permettre de les continuer encore quelques jours, parce qu'elle fentoit qu'elles lui fortifioient l'eftomac. Nous y confentimes, & même nous les lui ordonnames, afin que fon eftomac étant fortifié, elle pût fe rendre plus facilement chez elle & foutenir la fatigue du voïage.

UNE chofe très remarquable, c'eft qu'à chaque fois que cette Dame bûvoit foixante onces de l'eau de la *Geronftere*, foit au lit, foit auprès du feu, elle vomiffoit deux heures après

O 2

fans

fans aucune peine une fi grande quantité de pituite, qu'elle en rempliſſoit
deux baſſins d'argent, qui pouvoient
contenir quatre livres Médicinales; &
cela pendant l'eſpace de dix jours.
Ceux qui entroient dans fa chambre, appercevant de loin les baſſins,
croioient voir des blancs d'œuf foüet-
tés : elle rendoit encore une grande
quantité d'eau par les urines.

I L y a beaucoup de choſes ſurpre-
nantes dans cette admirable *Idioſyncra-*
ſie : elle ne prend jamais un grain d'a-
nis, de gingembre, de l'écorce de noix
muſcade confite aux Indes, ou de toute autre choſe, chaude ſeulement au
premier dégré, qu'elle ne faſſe des urines ſanguines; ce qui lui arrive auſſi
par les lavemens & les ſuppoſitoires.
On ne ſauroit comprendre combien elle ſouffre des vents qui lui gonflent
l'eſtomac & les inteſtins de tous les
côtés : dès qu'elle prend le moindre
purgatif, ils la jettent dans de fréquentes défaillances. Lorſqu'elle fut en
voiture pendant dix jours conſécutifs
pour venir d'Amſterdam à Liége, elle n'urina pas une goute de ſang; à
peine ſe fut-elle repoſée à Liége quelques heures, que ſes urines en furent
fort

fort chargées. Elle a vomi plufieurs fois en ma préfence en bûvant la *Geronſtere* auprès du feu dans fa chambre, quantité de matières vifqueuſes. Arrivoit-il que fon eſtomac fût tant foit peu ému par quelque choſe que ce fût, elle urinoit du fang. Nous faurons un jour la fin de cette maladie.

OBSERVATION VII.

UNE Dame fexagenaire, qui avoit de la répugnance pour les remèdes, a bû cette année 1630. les eaux de Spa en affez grande quantité, fans s'être purgée. Le dixième jour elle fut attaquée d'un *colera morbus*, cauſé par le débordement de la bile véficulaire : elle en guérit par l'uſage du criſtal mineral, diffous dans le fuc de limon & d'épine-vinette, & par quelques lavemens. Elle rebut enſuite les eaux en trop grande quantité, & fut incommodée d'un catharre très dangereux, d'un violent mal d'eſtomac, & d'une grande foibleffe. Je lui dis d'abandonner les eaux : car étant de fon âge, & les bûvant en petite quan-

 tité,

tité, je fus attaqué d'un catharre fur les deux bras, qui m'empêchoit de porter la main à la bouche pour manger; ce qui jamais ne m'étoit arrivé avant ce tems-là. Aiant quitté les eaux, je pris une médecine, qui me rétablit.

A fon retour chez elle, cette Dame fe purgea par mon avis, & y but heureufement les eaux qu'elle y avoit fait apporter. Par une lettre qu'elle m'écrivit à Liége au commencement du mois d'Août, elle me marquoit qu'elle étoit parvenue à une entière guérifon.

OBSERVATION VIII.

PLusieurs autres perfonnes, à peu près du même âge que cette Dame, parmi lesquelles il y avoit deux Seigneurs de diftinction, en bûvant, & après avoir bû les eaux, les rendoient en fi grande quantité par la falivation, qu'il n'en fortoit prefque point par les autres conduits; ce que je n'avois pas encore vû.

Beaucoup de vieillards, incommodés par des vents, ont quitté les

eaux

eaux de bonne heure, parce qu'ils fen-
toient plus de mal par leur froid *ac-*
tuel, que de bien par leur chaleur *po-*
tentielle, qui agiſſoit trop tard.

OBSERVATION IX.

IL y a vingt-cinq ans, que je paſſe
chaque année quelques mois, ou
pour le moins quelques femaines à
Spa, & il ne s'eſt paſſé aucune de ces
années, où il n'y ſoit mort quelque
Etranger.

LE 21. de Juillet 1614. le Curé
Montenacken mourut hydropique,
parce qu'il étoit venu trop tard à Spa.
La même choſe eſt arrivée aſſez ſouvent les autres années à ceux que j'a-
vois avertis de quitter les eaux, qui
leur étoient contraires, ou parce
qu'elles ne paſſoient pas, ou parce
qu'elles paſſoient trop lentement.

IL y a un mois que la femme d'un
Baron eſt morte, à l'âge de cinquan-
te-quatre ans : elle avoit été autrefois
paralytique, & étoit alors néphreti-
que. Elle prit pendant quatorze jours
les eaux de Spa, par l'avis des Méde-

O 4

cins

cins qui n'étoient nullement verfés
dans la pratique de ces eaux: il lui
furvint une fiévre chaude qui l'empor-
ta. Un Anatomifte trouva dans le
rein gauche de cette Dame une groffe pierre à deux cornes, dont l'une
s'étant détachée, étoit defcendue dans
l'uretère; ce qui lui avoit caufé dans
cet endroit une très vive douleur. On
trouva encore une autre pierre de la
groffeur d'un œuf de pigeon dans le
parenchyme du foie, quoiqu'elle ne fe
fût jamais plainte d'aucune douleur
dans cette partie.

OBSERVATION X.

CEux qui ont la tête foible, principalement les vieillards, outre
l'yvreffe d'un quart d'heure, qui arrive
prefque à tous ceux qui ne font pas accoutumés aux eaux de Spa, font fujets
à de legers vertiges : quelques-uns font
frappés de *catoche* ; d'autres ont la vûe fi
eblouïe, qu'ils ne peuvent diftinguer
aucun objet, ou qu'ils croient appercevoir des fpectres dans l'obfcurité.
Il y a des perfonnes, dont les mains,

ou la moitié des doigts se glacent de froid, & paroissent de couleur plombée ; ce qui dure environ une demi heure. Ceux qui sont sujets à la goute, se plaignent de catharres si violens qui attaquent leurs foibles jointures, qu'ils s'imaginent qu'on les leur coupe : la même chose arrive aussi souvent aux personnes qui sont sujettes aux douleurs d'oreilles, aux maux de dents. Elles doivent, comme les autres, avant que d'aller aux fontaines, se munir d'eau catharrale, ou du vrai *acorus* confit, ou de thériaque, ou de quelque autre remède préservatif, ordonné par un Médecin expert : autrement elles connoîtront à leurs dépens la vérité de ce que dit Galien vers la fin de son Livre *de Sect : On ne peut donner impunément les remèdes, parce qu'ils sont tous contre nature. Par cette raison ils alterent les fonctions naturelles, & ne peuvent ôter les causes des maladies, sans entrainer en même tems quelque peu de la substance naturelle.*

Si ceux qui ont l'estomac foible, qui sont incommodés de rots, & qui entendent du bruit dans les intestins, ne se sont pas préparés aux eaux, ou s'ils ne les rendent pas d'abord par le

O 5

vo-

vomissement, ou par toute autre voïe lorsqu'ils retournent des fontaines, surtout de celle de la *Geronstere*, ils sont sujets aux palpitations de cœur, qui durent ordinairement une heure ou deux, & qui diminuent à proportion que les eaux sortent du corps; c'est ce que j'ai éprouvé moi-même toutes les années que j'ai bû les eaux.

Les personnes qui ont l'hydropisie ascite, ou tympanite, avancent leur mort en bûvant les eaux, si après s'être purgées, elles ne les évacuent facilement. En croupissant, elles pourrissent, causent la fiévre & la soif, empêchent la respiration en élevant trop le diaphragme, & provoquent la toux, qui est l'avant-coureur de la mort.

Ceux qui boivent les eaux du *Poubon*, feroient bien, si avant que de commencer à les prendre, ils alloient à mi-chemin de la *Sauveniere*, ou s'ils faisoient quelques tours de promenade dans le Bourg, parce qu'en bûvant les eaux sans avoir fait auparavant aucun exercice, on est sujet à des soulevemens de cœur, à des vents, & à des gonflemens d'estomac.

OB-

OBSERVATION XI.

UN Gentilhomme, âgé de seize ans, fils d'un pere incommodé de la rate, affligé lui-même de ce mal, & tel que celui que décrit Hippocrate. *Lib. de Affect. Edit. Fœsiana in fol. Sect. 5. fol.* 81. vint à Spa au mois de Juillet 1630. Son visage étoit tout-à-fait hypocondriaque; la tumeur & la tension de la rate étoient très considérables. S'y étant très bien purgé, il but pendant long-tems l'eau de la seule fontaine de *Geronstere*, qui lui rendit d'abord une couleur très vive & diminua beaucoup sa tumeur. Au lieu d'anis, il prenoit à chaque verre des tablettes composées d'ecorce de tamaris, de sel de frêne, de *species lætitiæ Galeni*, & d'un peu de diagride pour lui procurer deux à trois selles par jour; ce qui réussit très bien. Je fis cuire dans ses bouillons des herbes convenables à la rate; j'y fis mettre aussi une cuillere de tartre blanc, purifié seulement par la lotion, & puis seché. J'ai remarqué par une longue

ex-

expérience qu'il étoit plus purgatif de cette manière que ne le font fa creme & fes grains préparés avec tant de peine par les Chymiftes; car par la coction, qui agit principalement fur fes parties terreftres & falines, jointe à tant de lotions, on ne peut douter que fa vertu purgative ne fe diffipe. Ce n'eft pas que je condamne les différentes opinions fur l'ufage du tartre.

J e fis infufer cette boiffon toute la nuit jufqu'à midi, & depuis midi jufqu'au foir dans un goblet de tamaris. Je fis auffi appliquer à ce malade un emplatre à la région de la rate, dont voici la compofition.

R. fucc. bryon. cyclamin. ana lib. ff. ol. cappar. lib. j. jefamin. medull. crur. bovis. ana lib. ff. Buillitis lento igne ad fuccor. confumptionem, adde cortic. rad. cappar. tamarifc. ceterrach. femin. viticis. ana drach. j. ff. gumm. ammoniac. galban. bdell. aceto. trajectorum. ana unc. ff. ftyrac. drach. vj. ceræ q. f. p. emplaftro, tertio vel quarto die mutando.

J e préferai la fontaine de *Geronftere* aux autres, quoique quelques perfonnes

nes crient contre fes eaux parce qu'elles abondent de fer. Il eſt ſi connu par le *Lycée* d'Aſclépiade que le mars ôte les obſtructions de la rate, que d'en douter, ce ſeroit plûtôt vouloir badiner, que raiſonner & philoſopher. Quoi qu'on en puiſſe dire, ce malade retourna à demi-guéri en Zélande ſa patrie. Je ne doute pas même qu'il ne guériſſe entiérement l'année prochaine, ſi l'envie le prend de revenir à Spa.

OBSERVATION XII.

UN autre enfant de ſix ans, qui avoit auſſi des obſtructions à la rate, & qui avoit bû aſſidûment de la *Geronſtere* pendant preſque deux mois, fut entiérement guéri, quoiqu'il mangeât continuellement des fruits nuiſibles à ſa guériſon. Malgré cela elle fut ſi parfaite, qu'il ne reſta pas la moindre dureté à la rate quand il partit.

LE plus ſtupide païſan, en goutant & en flairant l'eau de la *Geronſtere*, avoüera qu'elle eſt très chargée de fer, & quiconque voudra en faire l'épreupreuve par la diſtillation, y en trouvera en quantité.

* * *

OBSERVATION XIII.

UN riche marchand Hollandois, perſuadé qu'il avoit une pierre dans la veſſie, vint cette année à Spa. Il rendoit très ſouvent des urines groſſières & ſans ſable, toujours avec douleur quand elles commençoient à couler, & qui s'appaiſoit lorſqu'elles avoient pris leur cours. Il ne ſentoit aucun mal aux reins; il n'avoit jamais fait de pierres par la voïe des urines, & n'avoit même aucun ſigne pathologique de pierre dans la veſſie. Le matin je remarquai dans ſes urines de la ſemence purulente, & lui demandai ſi autrefois il n'avoit pas eu quelque gonorrhée. „ Je ſuis veuf depuis „ quelque tems, me dit-il. Il y a trois „ mois que j'ai connu une femme; mais „ je la crois très ſaine. „ Cette reponſe me fit aiſément juger de la corruption & de l'origine de ſon mal. Depuis qu'il avoit connu cette femme, il n'avoit jamais uriné ſans douleur, il uri-

noit

noit même plus souvent & en petite quantité ; & ce qu'il y avoit de plus évident, c'est qu'il s'étoit apperçu de quelques signes ordinaires à ce mal. D'ailleurs il étoit fort constipé & tourmenté par des insomnies. Je le purgeai avec un *bolus* composé de casse & de rheubarbe ; je lui fis boire ensuite les eaux de la *Sauveniere*, qui le purgerent sept à huit fois par jour, & qui lui procurerent des nuits fort tranquilles. Sa guérison avança si fort, qu'il pouvoit aller à pied à la fontaine, & en revenir de la même manière ; au lieu qu'à peine sortoit-il de sa chambre, lorsqu'il vint à Spa. Comme il ne lui restoit plus que la douleur au bout de la verge, causée par la gonorrhée, je le guéris facilement en peu de jours par le moïen d'un gros fil endurci dans du blanc d'œuf, & imbibé de beaume de Perou, que je lui fis appliquer en forme de bougie. On peut mettre ce remède au nombre des secrets.

Je ne crois pas que les eaux de Spa aient été plus utiles à d'autres personnes qu'à ce malade. Le premier jour il eut le ventre libre ; la tension & les insomnies cesserent ; la nécessité d'uriner

ner

ner prefque à chaque inftant, diminua. Bientôt il retint fes urines pendant trois heures, ne prit le pot de chambre la nuit que deux ou trois fois tout au plus, & lorfqu'il arriva à Spa, à peine pouvoit-il refter un quart d'heure fans piffer.

Cet exemple prouve que ceux qui défendent les eaux dans les maux vénériens, fe trompent lourdement. Je puis attefter ici d'avoir vû cette année 1630. une perfonne qui avoit un grand condylome vénérien, & une autre qui avoit des ulcères de la même nature, être parfaitement guéries en les bûvant, & en les appliquant en forme de fomentation.

OBSERVATION XIV.

UN Baron feptuagenaire, aiant la langue paralytique, les pieds convulfifs, & la gravelle, fut envoié aux eaux par les mêmes Médecins qui y avoient envoié fa femme, morte à Spa cette année 1630. Le premier jour il but environ foixante-& dix onces d'eau : le même foir il lui furvint un

ca-

catharre de poitrine très dangereux,
qui fut suivi d'une violente toux, &
d'une fiévre très forte. Il fit appeller les Médecins qui étoient à Spa, &
guérit par la quantité des remèdes
qu'ils lui prefcrivirent.

OBSERVATION XV.

LE Pere Dominique, Carme en
Bourgogne, vint l'année dernière
(1629.) à Spa, accablé d'accidens fi
fâcheux, qu'un vieux Médecin, &
même d'une grande expérience, auroit
peine à les croire. Plufieurs exten-
fions, baillemens, palpitations de
cœur & anxietés annonçoient les con-
vulfions, qui alloient lui arriver, foit
qu'il fût couché ou debout. Il reftoit
d'abord couché, privé de tout fens
pendant une heure. Enfuite il étoit
attaqué d'une convulfion univerfelle,
approchoit fon vifage de fes épaules,
fe rouloit avec une roideur & une force furprenante, jufque-là que trois &
quatre freres laïcs qui avoient foin de
lui, ne pouvoient le retenir.

CE paroxifme duroit deux, trois,
P

qua-

quatre heures , & même davantage. Les deux coudes du malade étoient tellement collés à sa poitrine par une violente convulsion, que personne ne pouvoit les en détacher, comme il arrive dans le *catoche* & la congelation. Le paroxisme fini, il ne se souvenoit de rien , & ne sentoit qu'une anxiété, une langueur, & une palpitation de cœur qu'on pouvoit aisément connoître. La force du mal le retenoit cinq ou six jours au lit : ensuite il se portoit bien, mangeoit avec avidité , digéroit, & évacuoit les alimens. Il étoit d'un tempérament mélancolique ; il avoit l'esprit vif, & les membres très robustes. Depuis deux ans qu'il étoit malade , il avoit consulté inutilement les Médecins de son païs. De Bourgogne, il vint à Liége pour s'y informer de la manière de boire les eaux de Spa. Dès qu'il en fut instruit, il se purgea quelquefois, but les eaux pendant deux mois, recouvra sa guérison , & retourna dans sa patrie très bien rétabli. Pendant le tems qu'il fut à Spa, il n'eut que deux legers accès. J'ai cru avec Mr. Oger devoir placer cette histoire entre les prodiges de la nature.

LE

Le même Pere eſt retourné cette année à Spa; il y eſt encore pendant ce mois de Septembre, dans lequel j'acheve cette Diſſertation. Il n'a rien reſſenti de ſon incommodité depuis l'année dernière, & il joüit d'une ſanté des plus parfaites avec l'aide de Dieu, ſans laquelle toutes les eaux de l'univers ne peuvent rien.

Qui niſi te adjuverit, vireſque afflaverit
    undis,
Nec te fons Spadæ, nec ſilvë ipſa juvet.

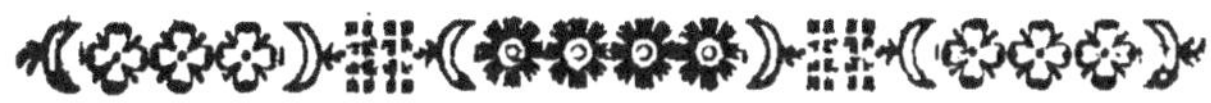

OBSERVATION XVI.

UNe Princeſſe hydropique vint, il y a deux ans à Spa, dans un tems peu favorable. Elle y but les eaux avec peu de ſuccès, & reprit le chemin de ſon païs. Quelques Médecins l'aiant aſſûré qu'elle ne vivroit pas long-tems, elle revint à Spa au mois de juin de cette année 1630. avec une tumeur aſcitique & tympanitique, du ventre juſqu'au ſein. Après avoir bû plus de deux mois les eaux, la tumeur diminua conſidérablement; &

P 2

elle

elle alla à pied à l'Eglise & à des promenades allez éloignées, elle qui auparavant souffroit avec peine qu'on la portât dans une chaise. Bien des gens la croioient guérie ; mais plusieurs Médecins, sentant comme moi un schirre de deux viscères encore endurcis, en augurerent fort mal. En mon particulier, je crains avec raison qu'il ne lui arrive cet hyver quelque chose de fâcheux. Le tems, qui découvre la vérité, nous instruira du succès de cette guérison.

OBSERVATION XVII.

UN Gentilhomme de Calais avoit les jambes si paralytiques, que je n'avois jamais rien vû de pareil. Quoiqu'il se soutint sur des bequilles, il lui eût été impossible de mettre un pied à terre : il les trainoit tous deux comme du linge mouillé. Après s'être purgé quelquefois avec la poudre de *caryocostinus* & les *hermodactes*, & s'être frotté avec des huiles chaudes, depuis la tête jusqu'à l'extrémité de l'épine du dos, & les cuisses jusqu'aux qu'aux talons, il se mit à boire les eaux. Il les prit au lit, & elles passerent avec tant de succès par les urines, qu'il marcha en peu de tems sans soutien, comme avant sa paralysie, qu'il avoit gagnée sur mer par de longues pluyes & de grandes froidures. Il bûvoit à midi de l'hydromel, dans lequel on avoit infusé des fleurs de stechas Arabique, de sauge, d'iris de Florence, & de la racine d'*acorus*. Il mangeoit des viandes roties, dans lesquelles on mettoit de l'ail qu'il aimoit fort, & qu'il parsemoit d'une poudre de canelle, de noix & de fleur de muscade. Par le secours de l'eau de la *Geronstere*, il se procuroit un vomissement deux fois la semaine; après quoi il ne bûvoit plus d'eau ce jour-là : je lui donnois encore une dragme de thériaque pour fortifier son estomac. Enfin il est retourné à Calais parfaitement guéri.

OBSERVATION XVIII.

UNE fille nubile, tomba, il y a trois ans, pendant un hyver très froid dans un marais bourbeux, où

elle

elle refta quelques heures. On l'en
retira vers minuit à demi morte : les
eaux étoient déjà gelées, on la ranima
par le feu, le vin, & les aromati-
ques; elle fe mit au lit, & y dormit.
Après fon fommeil, elle fut attaquée
d'une fiévre continue, dont elle guérit avec peine le vingt-feptième jour.
Depuis ce tems elle eut l'eftomac très
foible, & reffentit des douleurs de
tête infupportables. Ne trouvant aucun foulagement dans les remèdes,
elle vint au commencement de Juillet
de cette année 1630. à Spa, où on la
purgea deux fois avec l'électuaire *ind.*
min., qu'on lui donna dans du bouillon. Elle but pendant quatre jours
les eaux de la *Geronftere*, mais comme
elles lui augmenterent fes maux de tête, je lui dis de quitter cette fontaine. Les eaux minerales font des remèdes empyriques; il les faut fouvent
changer par l'avis d'un bon Médecin,
comme je l'ai dit dans mon Traité des
Eaux de Spa. Cette fille prit avec
fuccès le *Poubon* au lit. Chaque jour,
au commencement de fes repas, elle
mangeoit douze grains de poivre blanc
groffiérement concaffés, & après le
fouper elle bûvoit une demi cuillere

d'eau

d'eau de vie, dilaïée dans du bouillon ou dans du vin. Elle est partie de Spa à la mi-Août, presque guérie par ce régime de vivre. Etant retournée chez elle, elle prit tous les matins une opiate composée de racines d'*acorus* & d'auné, d'écorces de noix muscade confites, de gingembre, de thériaque, de mithridate, d'électuaire *pleres archon* & de conserves céphaliques, en continuant l'usage du poivre & de l'eau de vie. Elle m'a écrit le 25. de ce mois d'Août qu'elle avoit entiérement recouvré sa guérison.

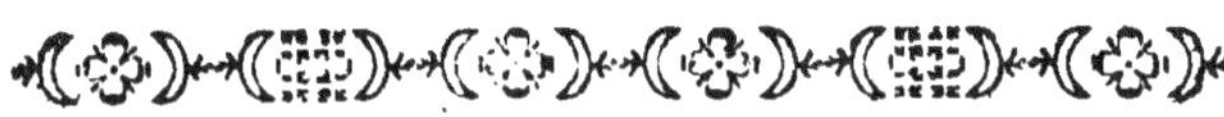

OBSERVATION XIX.

DEux femmes stériles par un amas de pituite dans la matrice, & dont la trop grande humidité empêchoit la conception, se servirent d'abord d'un clystère préparé avec le jus de mercuriale, burent ensuite les eaux de Spa, dans lesquelles elles mettoient deux ou trois onces de ce même jus en prenant les premiers verres, & avaloient le soir une dragme de presure de liévre. Au bout de deux

mois

mois leur matrice fe deffécha & devint propre à la génération. Cela eft fi vrai, qu'étant l'année dernière fur la barque de Hui, j'y trouvai une de ces femmes qui menoit fon fils unique au noviciat des Capucins. Dès qu'elle m'eut apperçu, elle me dit :,, Voilà ,, l'enfant que j'ai mis au monde par ,, une grace fingulière du Ciel & par ,, l'efficace de vos remèdes ; il va ,, maintenant fe voüer à Dieu. ,,

OBSERVATION XX.

UNe Dame, qui cherchoit dans les eaux de Spa la guérifon d'u-ne jauniffe dont elle étoit fort incom-modée, but quelque tems les eaux, & perdit par intervalle une fi grande quantité de fang par le bout du petit doigt de la main droite, qu'elle af-fûroit d'en avoir répandu ce jour-là plus de douze livres médicinales : cette hémorragie lui étoit encore arri-vée auparavant à Bruxelles. Quelque chofe que je fiffe, il me fut impoffible d'arrêter le fang ; les ligatures, les ré-volutions, quantité d'autres chofes qui

lui

lui furent appliquées, le colcotar, & même le fer ardent dont elle s'étoit servie autrefois, ne lui furent d'aucune utilité. Le sang coula depuis le matin jusqu'au soir; & ce qu'il y eut de remarquable, c'est que lorsqu'il eut cessé de couler, personne ne put découvrir l'endroit d'où il étoit sorti. Après une si grande perte de sang, il étoit naturel que le foie se refroidît; aussi la jaunisse & l'hydropisie allerent en augmentant.

COMME cette Dame étoit très affoiblie, je lui dis que nos eaux ne pouvoient lui faire aucun bien. Elle prit le parti de retourner à la Cour où elle avoit été élevée dès son enfance, & où elle mourut peu de tems après son retour.

OBSERVATION XXI.

UN Gentilhomme des Païs-Bas étant à Spa, suoit à chaque fois qu'il retournoit le matin de la fontaine, & teignoit sous les aisselles sa chemise de sang, de la largeur de la main. Je fus prié d'être présent lors-

qu'il

qu'il lui arriveroit de fuer, & je remarquai avec beaucoup de curiofité que le fang fortoit des pores goute à goute. Lorfque je le touchois legérement, j'en tirois avec l'ongle hors des pores les plus voifins des aiffelles. Ce fang étoit un peu endurci, & femblable à celui qui commence à fe cailler. Aiant examiné cela avec beaucoup d'exactitude, je trouvai des poux rouges, qui au moindre attouchement fe diffoudoient comme la fanie, & qui auroient vécu long-tems, fi on ne les avoit touchés. Je demandai à ce Gentilhomme s'il aimoit les figues? Il me dit qu'ouï, & qu'il en avoit toujours au deffert. Je lui dis que Galien, *Lib. de Euchymia & Cacochymia,* difoit *que les figues reftant trop long-tems dans le corps, étoient d'un mauvais fuc, & produifoient quantité de poux; mais qu'étant mangées avec des noix & des amandes, elles étoient d'une très bonne nourriture, & ouvroient les obftructions.*

CE qui auroit dû fervir de nourriture aux mufcles pectoraux s'il avoit refté fuffifamment dans le corps, étoit précipité par un exercice trop violent, & chaffé de la peau mince & délicate de ce malade; ce qui teignoit

fa

fa fueur de couleur rouge. Et parce
que le fang eft ce qui nourrit le dernier, & qu'une partie de fa maffe étoit
déjà corrompue par le fréquent ufage
des figues très fujettes à la pourriture, il falloit néceffairement qu'il pro-
dufît des poux.

Je confeillai donc à ce Gentilhomme de fe laver fouvent fous les aiffelles avec une eau adftringente, & d'y
appliquer enfuite une poudre de fu-
mac pour que les pores étant raffer-
mis, le fang fe contint dans le corps;
ce qui a très bien réuffi. Il s'eft auffi
fervi avec fuccès de lytharge & d'a-
lun brulé. Je lui ai défendu les figues, ou au moins de n'en manger
qu'avec un correctif, s'il n'aimoit mieux
être infecté de vermine.

OBSERVATION XXII.

UNE Dame octogenaire, tourmentée depuis plus de trente ans de
la goute noüée au pied, but malgré
moi les eaux de Spa, qui ne peuvent
guères être de quelque utilité à une
perfonne fort âgée. Le troifième jour
elle

elle fe trouva accablée d'un grand mal de tête, qui fut fuivi d'une copieufe hémorragie. Le quatrième jour elle me fit appeller de grand matin, & me montra une grande écuelle pleine de fang, qu'elle avoit rendu par le nez. L'aiant fait garder jufqu'au lendemain, je trouvai le jour fuivant l'écuelle remplie d'eau pure, tout-à-fait femblable à celle de Spa, au milieu de laquelle nageoit un globe de fang très pur, de la largeur & de l'épaiffeur d'un ducat. La malade m'affûrant que le mal de tête l'avoit quittée, & comme une fi petite perte de fang journalière ne me paroiffoit pas fort à craindre, même pour une perfonne âgée, je lui confeillai de laiffer agir la nature, me fouvenant de ce que dit *Lividanus*: *Quelquefois le plus grand remède eft de ne fe fervir d'aucun.* Cette Dame aiant fouffert cette perte de fang tous les matins à la même heure, pendant prefque deux mois, l'hémorragie ceffa, & pendant huit ans qu'elle vécut encore, elle fut exemte de la goute.

OBSERVATION XXIII.

CETTE même année arriverent à Spa deux Dames, presqu'à demi mortes d'un flux de matrice. Aiant bien examiné cet accident, je remarquai que le sang, ou plûtôt cette eau rougie, provenoit d'un refroidissement de foie. Avant de commencer à boire les eaux, je leur donnai l'électuaire du vin qu'on appelle *Cyphoos*, & leur fis prendre à l'issue de chaque repas une poudre de gomme laque qui n'étoit point lavée, mais mondée d'une autre manière; de forte quelles guérirent en très peu de tems.

OBSERVATION XXIV.

UN païfan, attaqué depuis long-tems d'une hémorragie & d'un flux hépatique, bûvoit l'été passé les eaux fans régime & fans heures réglées. Il mangeoit même des pommes cruës & des poires fauvages; au lieu que
d'au-

d'autres perfonnes tachent de s'échauffer l'eftomac par des anis ou des tablettes convenables. Un mois après,
un habile Chirurgien coupa à ce païfan une jambe gangrenée. Le mois
fuivant la gangrene furvint au bras
oppofé à la jambe coupée ; mais tan-
dis qu'on confultoit fur la néceffi-
té d'une feconde opération, le malade expira, & nous inftruifit par fon
exemple, que les eaux de Spa & les
autres eaux minerales ne doivent pas
être bûes témérairement ; mais par l'a-
vis d'un bon Médecin.

OBSERVATION XXV.

IL y a onze ans, qu'une jeune Demoifelle vint de Namur à Liége
fur la fin d'Avril, fort tourmentée
par de fréquens & longs accès d'épilepfie. Ces accès finis, elle recou-
vroit le jugement, & fondoit en larmes. Ces pleurs n'étoient pas volon-
taires ; la pudeur, inféparable de la
chafteté, y avoit feule part. Je ne
defapprouvai pas ces larmes, elles
étoient à leur place ; & d'ailleurs un

fa-

favant Ecrivain a dit avec raifon, que dans une *perfonne raffafiée de larmes, la douleur fe diffipe*, fur-tout dans les cas où la tête fouffre. Les règles de cette fille couloient fans ordre & en petite quantité. Je l'envoiai à Spa, après l'avoir préparée aux eaux par des pillules convenables & par l'eau de pouliot diftillée jufqu'à deux fois. Elle but les eaux pendant deux mois ou environ, & fut entierément guérie : je l'ai revûe à Spa cette année 1630.

IL falloit qu'il y eût très peu de malignité dans cette maladie : peut-être même n'étoit-elle caufée que par le défaut des règles ; ce qui arrive fouvent, pour peu qu'elles foient arrêtées. Quoi qu'il en foit, cette jeune perfonne eft aujourd'hui exemte de toute attaque d'épilepfie.

OBSERVATION XXVI.

EN 1611. vint à Spa un Génois de grande diftinction, aiant avec lui fix hommes qui l'avoient tranfporté de Genes à Spa en dix-huit jours. Ce Génois avoit encore avec lui un Médecin
Pro-

Profeſſeur à Pavie, & digne d'un meilleur maître. Il s'étoit engagé à ce Seigneur pour le prix de quatre-vingts
écus Romains pour trois mois. Je fus
mandé de Liége pour lui rendre raifon de fon incommodité. Il fe plaignoit de la pierre dans la veſſie. Je lui
demandai ſi on l'avoit fondée. „ Non,
„ me dit-il, & je fuis bien éloigné d'y
„ confentir. Avez-vous, continuai-
„ je, rendu quelquefois par les urines
„ de petites pierres, ou du fable? Ja-
„ mais, repondit-il. Sentez-vous, pour-
„ fuivis-je, quand vous heurtez par
„ hazard le pied contre une pierre ou
„ quand vous bronchez, de la pefan-
„ teur ou de la douleur au pubis ou
„ au perinée. Je n'ai pas été, reprit-
„ il, dans le cas de faire ces fortes d'ex-
„ périences, jamais je ne marche, je fuis
„ toujours porté par ces hommes que
„ vous voiez. Urinez-vous, dis-je enco-
„ re, en allant à la felle, y allez-vous en
„ urinant; ce qui avec les urines blan-
„ ches eſt un figne pathologique de
„ la pierre dans la veſſie? Je ne fau-
„ rois vous rien dire, me repliqua-t-
„ il; apprenez-moi pofitivement ſi j'ai
„ la pierre. „ Je lui repondis que je
ne croiois pas qu'il fût attaqué de ce
mal;

mal; mais que je craignois qu'il n'eût un accident entre les deux oreilles, que *Bruegelius* en Hollande, & quelques Allemands *Reyſchneiders* près de Cologne dans le village de Bochelmunt avoient le ſecret de guérir. Ce Génois paſſa ainſi deux jours entiers dans une étrange inquiétude de ſavoir s'il avoit la pierre, quoiqu'il n'y eût aucune apparence de cette maladie. Il me fit appeller pour la troiſième fois vers les douze heures de nuit, & me dit d'approcher de ſon lit. En me parlant, il lui échappa un rot, dont j'eus peine à ſoutenir la puanteur. Je voulus me retirer: il me rappella, & lâcha tout à coup une quantité de vents, qui m'obligerent de finir la converſation. Le lendemain je pris congé de lui, & ce ne fut qu'après bien des diſputes que je tirai quelque récompenſe d'un homme auſſi avare que fantaſque. Dès le matin je retournai à Liége, le petit nombre d'Etrangers qu'il y avoit alors à Spa, n'exigeant pas que j'y reſtaſſe plus long-tems. Le même ſoir je vis qu'on portoit le Seigneur Génois dans les ruës de Liége. Le lendemain on le tranſporta à Bruxelles, où aiant ſalué Polemare Am-

Q   broiſe

broiſe Spinola ſon couſin - germain , il
retourna dans ſon païs , ſans avoir vû
ni bû les eaux de Spa , pour leſquel-
les il avoit fait un ſi grand voïage.

OBSERVATION XXVII.

UN autre Génois , âgé de douze
ans , d'une famille très diſtin-
guée , vint l'année dernière à Spa avec
ſon Médecin , qui s'appelloit Lazare
Zirizana. Ce Seigneur étoit un peu attaqué de la gravelle ; & s'étant purgé
par ordre de ſon Médecin , il but les
eaux avec un très grand ſuccès. Dî-
nant un jour avec lui & un Noble-Na-
politain , j'entendis du bruit dans la
ruë. Je prêtai l'oreille ; & voulant
ouvrir la fenêtre ,, attendez , dit le
,, Génois , j'entends Zirizana. ,, En
effet il crioit de toutes ſes forces ,, mau-
,, dites ſoient les fontaines de Spa ,
,, malheur à tous ceux qui en boiront
,, les eaux & qui conſeilleront aux
,, autres de les boire. Voilà , dit-il ,
,, mon cher Spinola qui a mangé à
,, midi trois pains : s'il continue de
,, même , il ſe dévorera , comme Ery-
ſich-

„ fichthon, les mains & les pieds;
„ comment fuffir à fa nourriture s'il
„ mange autant chaque jour! Taifez-
„ vous imbécille, dit le Napolitain; ne
„ deshonorez point la nation. Je fup-
„ pofe que cet enfant dépenfe chaque
„ jour mille fois plus que le pain ne
„ lui coute aujourd'hui , en fera-t-il
„ moins riche? Je fais, continua-t-il ,
„ ce que j'ai à dépenfer par jour , & le
„ compte que j'en dois rendre à fa fa-
„ mille. „ Après ce difcours il plia ba-
gage, & retourna dans fon païs. Cent
arpens d'ellebore n'auroient pas guéri cette cervelle.

❀❀❀❀❀❀❀❀❀❀❀❀❀❀❀❀❀❀❀❀❀

OBSERVATION XXVIII.

L'AN 1620. arriva à Spa un Seigneur
Anglois, accompagné de fon Médecin ordinaire , qui étoit fon parent. Le
Collège de Londres , qu'on avoit con-
fulté fur la maladie de ce Mylord ,
m'écrivit à fon fujet, & me confia le foin
de fa guérifon. Je fus appellé le 6. de
Juillet, & aiant bien examiné ce malade , je trouvai qu'il étoit mélancolique de trois manières différentes. Il

                     pafpaſſoit les dix premiers jours de chaque mois ſans boire ni manger, reſtoit ſeul dans ſa chambre, fuïoit la lumière, & ne parloit à perſonne, pas même à ſa femme, qui étoit fort jeune & d'une grande beauté; un ſeul domeſtique pouvoit prendre la liberté de le voir & de lui parler impunément. Les dix jours ſuivans il ſe levoit avant le jour, alloit à la chaſſe, & revenoit chez lui épuiſé de fatigue. Alors il mangeoit avec un appétit exceſſif & bûvoit beaucoup de vin fort. Auſſitôt après le repas il retournoit à la chaſſe, ſoupoit de la même manière qu'il avoit dîné, & mangeoit pendant toute la journée des écorces d'orange, des abricots confits, des poires & des prunes ſeches qu'un de ſes domeſtiques portoit exprès dans une grande bourſe à la Françoiſe: ſon ſommeil étoit court dans ces deux paroxiſmes, & il avoit beaucoup d'inſomnies. Il finiſſoit le mois en ſe livrant entiérement à la Muſique, & en prodiguant des ſommes immenſes. Il donnoit à ceux qu'il rencontroit, des bas de ſoye, des chapeaux, & des gants de grand prix, dont il avoit trois grands coffres pleins. Si un Muſicien chantoit

une

une chanſon qui lui plût, il lui faiſoit préſent de quinze ou ſeize ducats, & même davantage. Il donnoit trois ou quatre écus à un ſeul pauvre, forçoit les Seigneurs des Païs-Bas d'accepter des chevaux, qui auroient fait trente milles d'une ſeule courſe, & offroit au premier venu ſon manteau & ſes habits. Je lui donnai premiérement la poudre benite, décrite par Michel Paſchal & Pereda, que pluſieurs Auteurs plagiaires & envieux de la gloire d'autrui, aſſûrent être de leur invention, parce qu'elle a guéri beaucoup de perſonnes. En voici la compoſition.

R. ſummitat. epythym. unc. ſſ. lapid. Lazul. præparat. agaric. trociſcat. ana drach. ij. ſcammon. drach. j. caryophyll. No. XX. F. doſes quinque.

COMME ce Mylord étoit très robuſte & doüé de grandes forces, il prit cette poudre cinq jours conſécutifs. Enſuite il but les eaux de Spa avec peu de ſuccès, parce qu'il ne ſuivoit ni mon conſeil, ni l'avis de ſon Médecin. Le mal augmenta; & dès qu'il fut de retour chez lui, il devint ſi furieux,

qu'on

qu'on fut obligé de le mettre en lieu de sûreté.

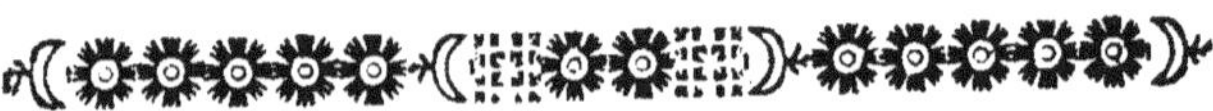

OBSERVATION XXIX.

UN Chanoine, aiant achevé son cours de Philosophie, & s'étant appliqué à la Théologie à Louvain pendant cinq ans consécutifs, perdit subitement l'esprit. Il se rendit à Spa, il y a cinq ans, où, après s'être purgé, il but les eaux sans aucun succès. Il se faisoit saigner malgré moi deux fois par mois, & ne vouloit pas laisser fermer la veine, qu'il n'en fût sorti trente, & quelquefois quarante onces de sang, quoique ceux qui y étoient présens, se recriassent fort là-dessus : il a continué ce manège pendant plus de trois ans, & m'écoutoit de sang froid, lorsque je lui disois qu'il couroit risque de tomber dans la cachexie, ou dans l'hydropisie. Il avaloit chaque jour plusieurs poignées de grains de froment, & un jour qu'il se plaignoit du peu d'effet des drogues des Apothicaires, je lui donnai deux grains *d'elaterium* qui le purgerent copieuse-
ment.

ment. Il en reprit plus de vingt fois à mon inſçu, & ne s'en trouva pas plus mal; on ne s'apperçut même point qu'il eût rien perdu de ſes forces par tant de ſaignées & par des purgations ſi fréquentes.

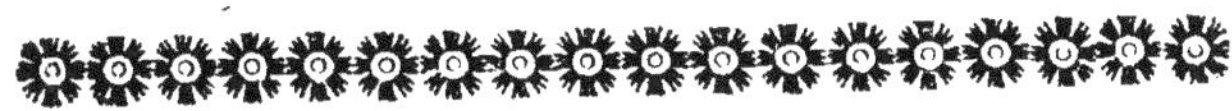

OBSERVATION XXX.

UNe Dame de Liége vomiſſoit depuis ſix ans tous les jours vers les dix heures du matin deux livres médicinales de glaires, tantôt très naturelles, tantôt très noires, & ſouvent ſi acres qu'elles lui teignoient les dents. Quelquefois ces glaires étoient jaunes, quelquefois vertes ; mais d'une puanteur inſupportable. En d'autres tems elles étoient blanches & écumeuſes; cependant cette Dame ne rejettoit rien de ce qu'elle avoit pris à ſes repas. Elle but les eaux de Spa pendant trois ans ſans aucun ſuccès, ſi ce n'eſt que l'appétit devint meilleur, quoiqu'il eût toujours été aſſez bon. Je crus que ce vomiſſement provenoit d'un catharre continuel ; je voulus le deſſécher & le détourner par une décoction compoſée

Q 4

de

de bois de faſſafras, d'eſquine, d'ambre gris & de quelques diurétiques.
Elle s'en trouva fort bien, juſque-là
qu'elle ne vomit que très peu, & quelquefois point du tout. Enfin le catharre revenant toujours au moindre changement de tems, & la perſonne ſe dé-
goutant des remèdes, elle abandonna
ſa guériſon aux effets de la nature. Elle ſe contenta d'un gargariſme que je
lui indiquai, & dont elle ſe ſervit avec
ſuccès lorſqu'elle avoit la gorge exco-
riée par ces matières acres & corroſi-
ves. Ce gargariſme étoit compoſé de
myrtilles, de ſumac & de maſtic cuits
dans l'eau de mille-pertuis. Du reſte,
elle ſe porte bien, agit, ſort ſans aucun riſque, & s'eſt heureuſement accou-
chée cinq fois depuis ce tems-là. Je
crois que ſi cette Dame, âgée préſen-
tement de trente ans ou environ, s'at-
tachoit ſérieuſement à ſe faire guérir
du catharre, elle ſeroit délivrée de ce
vomiſſement ; mais le peu de peine
qu'elle en reſſent, ne lui paroît pas
mériter le dégoût des drogues de la
Pharmacie,

OB-

OBSERVATION XXXI.

UNE Religieuse, âgée de dix-huit ans, fut attaquée, il y a deux ans, (en 1628.) de convulsions très violentes, qui furent suivies d'une paralysie formelle. Après les purgations, les linimens & les dropacismes, elle se servit premiérement des bains d'Aix-la-Chapelle, & puis des eaux de Spa, qui la guérirent l'année dernière. (1629.) Elle a joüi d'une parfaite santé aussi long-tems qu'elle a vécu selon les règles de la Médecine. Aussi-tôt qu'elle a abandonné l'usage des bains & des eaux qui lui desséchoient le cerveau & les nerfs, & rechauffoient l'estomac ; aussi-tôt, dis-je, qu'elle a quitté l'usage des opiates qu'on lui avoit ordonnées, & qu'elle s'est conformée à la manière de vivre & aux règles du Couvent, elle a été de nouveau attaquée de convulsions. Aujourd'hui le paroxisme revient le troisième jour, & elle ne recouvre la voix & l'usage de ses mem-

Q 5

bres,

bres, que par une copieuse saignée. Si l'accès vient la nuit, il dure plus de huit heures, & souvent jusqu'au moment que le Chirurgien arrive.

OBSERVATION XXXII.

IL y a dix ans que je fus appellé à Namur par une jeune Demoiselle de distinction, qui toutes les fois qu'elle entendoit le son d'une cloche, ou une voix resonante, tomboit dans une si grande défaillance, qu'elle paroissoit morte. Après l'avoir bien purgée, je lui fis prendre les eaux de Spa pendant deux mois, & lui donnai quelques remèdes, dont je me sers ordinairement pour les épileptiques. Je la guéris de cette manière ; & depuis ce tems-là elle s'est toujours bien portée. Je dis de l'avoir guérie par des remèdes épileptiques, parce que dans les maladies extraordinaires je me sers toujours de ces sortes de remèdes, me souvenant de cet axiome d'Aristote.

Qui

Qui poteſt portare centum, facilius por-
tat decem. C'eſt-à-dire, *que qui peut*
en porter cent, en peut plus facilement
porter dix.

J'ai ſouvent guéri pluſieurs perſon-
es en ſuivant cette méthode.

F I N.

R					TA-

TABLE

DES

MATIERES.

A.

B.

la

TABLE DES MATIÈRES.

 avoir

de

P.

DES MATIERES.

T.

V.

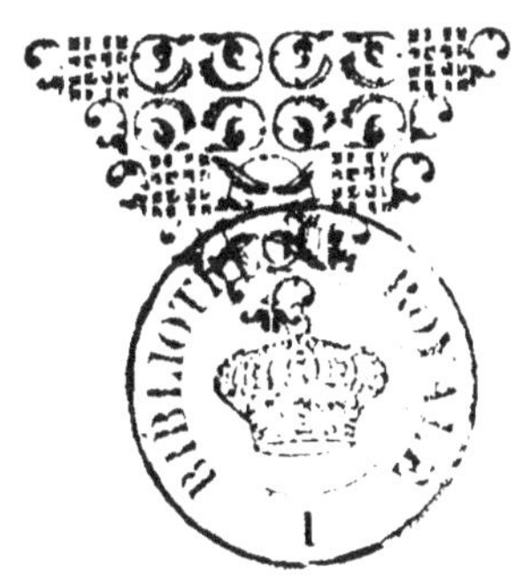